PETRA REGELIN

Gesunde Knochen und Gelenke durch Pilates

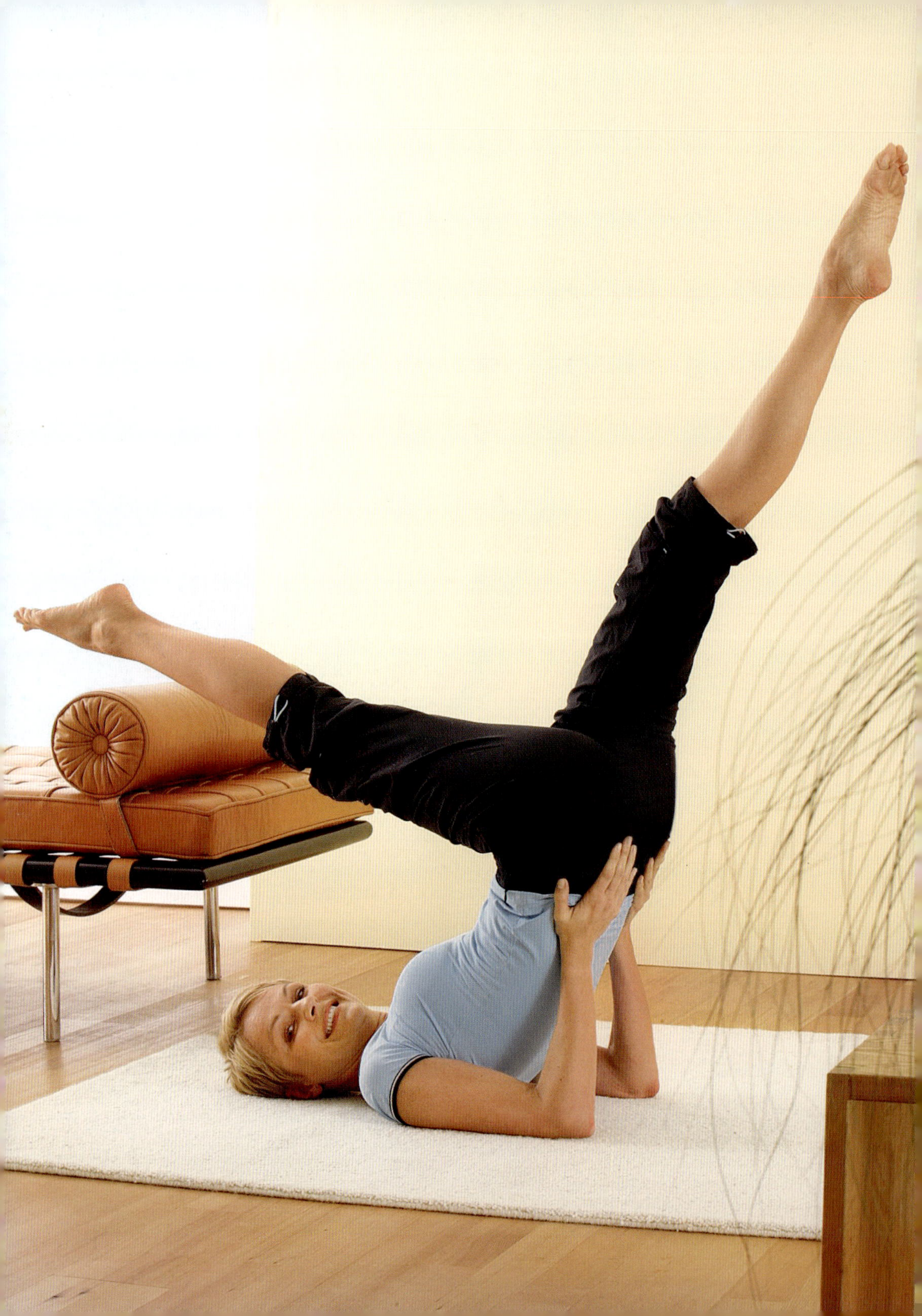

PETRA REGELIN

Gesunde Knochen und Gelenke durch Pilates

Besser vorbeugen:
aktiv gegen Arthrose
und Osteoporose

blv

Inhalt

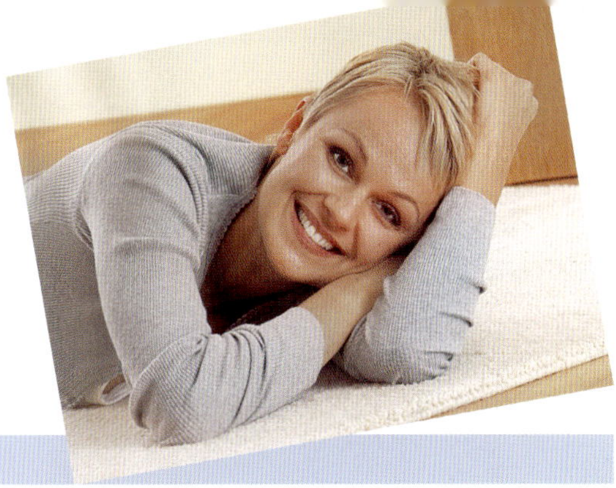

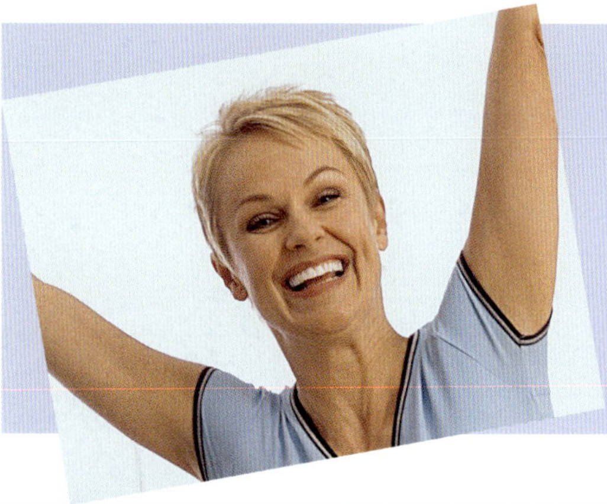

Gesund durch Pilates-Training

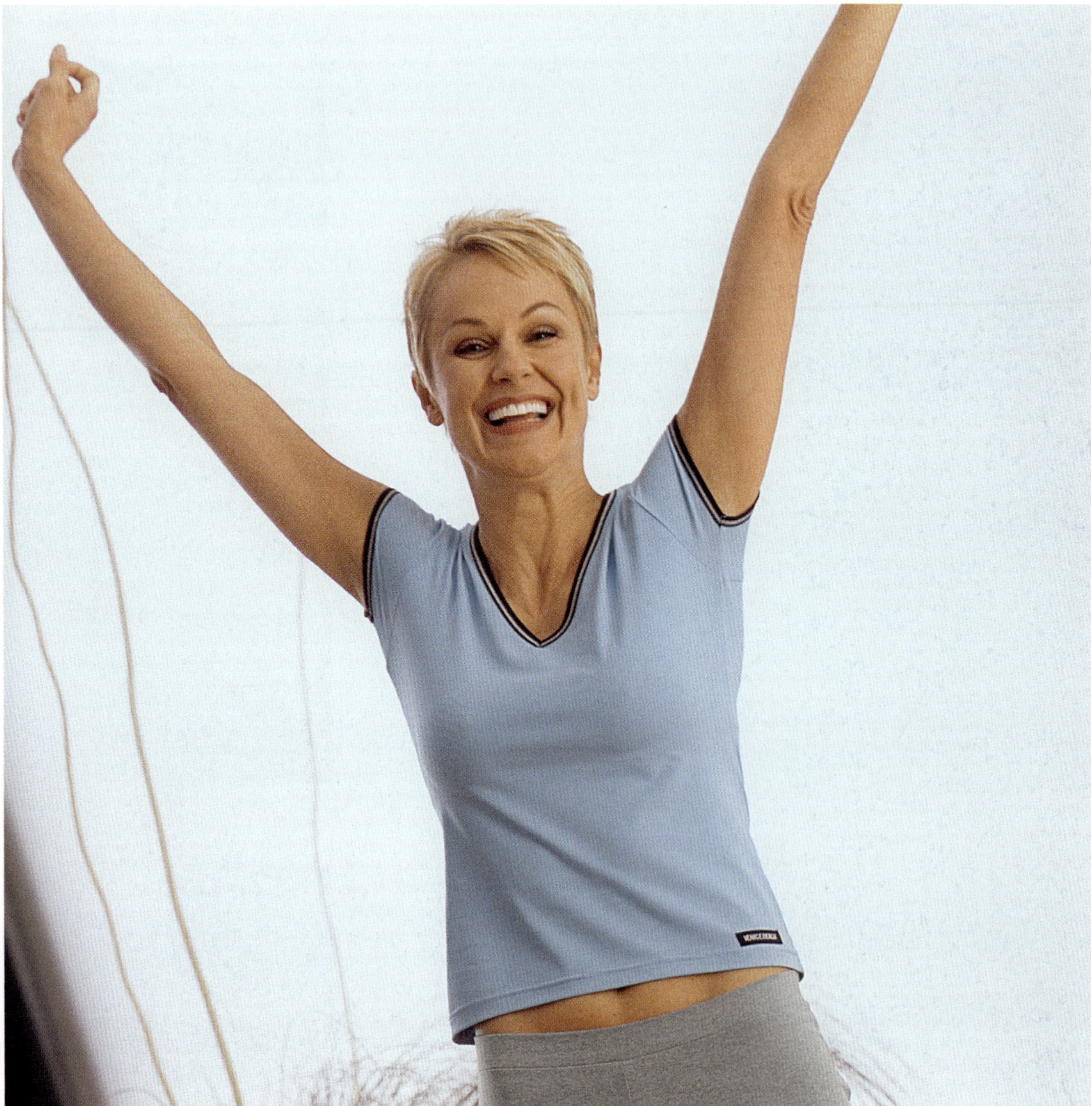

Pilates – das Gesundheitstraining

»Nach zehn Stunden spürt man den Unterschied, nach 20 Stunden sieht man den Unterschied, nach 30 Stunden haben Sie einen neuen Körper.« Dieses Versprechen gab Joseph Pilates im Zusammenhang mit der von ihm entwickelten Trainingsmethode vor über 80 Jahren. Heute ist das Training so populär wie nie. In den USA ist Pilates der seit einigen Jahren am schnellsten wachsende Fitness-Trend. Die Anzahl der Pilates-Aktiven konnte in den USA innerhalb von zwei Jahren um über 400 Prozent gesteigert werden. Aktuell trainieren dort fast 10 Millionen Menschen nach der Pilates-Methode. Auch in Deutschland boomt dieser Bewegungstrend. Viele Sportvereine und Fitness-Studios bieten Kurse an, immer mehr spezielle Pilates-Studios werden eröffnet. Auch Physiotherapeuten und Gesundheitstrainer haben die vielfältigen gesundheitsfördernden Wirkungen erkannt, die Pilates auf den Rücken, die Gelenke und die Knochen haben kann, und bieten ihren Patienten das gesundheitlich orientierte Training an.

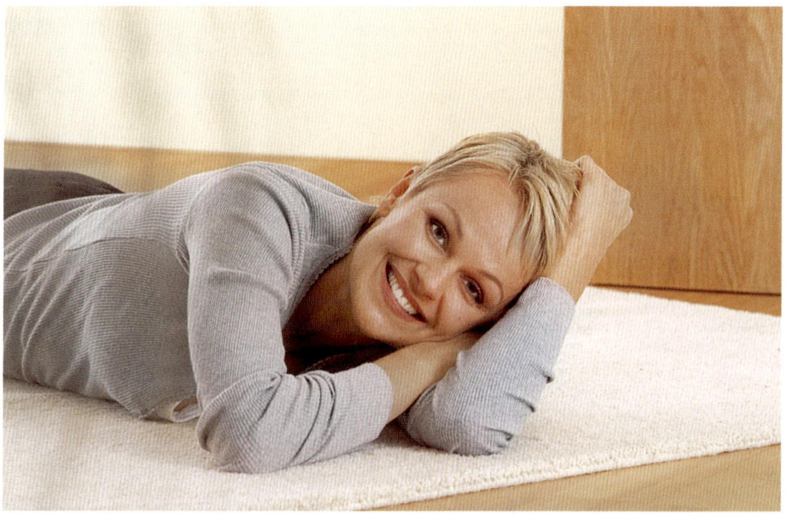

Wohlbefinden für Kopf und Körper – Pilates tut rundum gut!

Wie sich das Pilates-Konzept entwickelte

In den ersten Jahrzehnten des 20. Jahrhunderts entwickelte der Deutsch-Amerikaner Joseph Hubert Pilates eine Trainingsmethode, die er »Art of Contrology« nannte, die Kunst der Kontrolle. Der Begriff macht deutlich, worum es ihm dabei ursprünglich vor allem ging: den Körper zu kontrollieren, ihn zu beherrschen. Der Körper und seine Bewegungen sollten vom Geist und vom Willen des Menschen geleitet werden.

Kein Wunder - Joseph Pilates litt schon als Kind an Krankheiten wie Rachitis und Asthma. Doch er hatte den festen Willen, sich seinen Beschwerden nicht hilflos auszuliefern sondern aktiv etwas dagegen zu tun. So trieb er viel Sport, turnte, betrieb Bodybuilding und lief Ski. Schließlich wurde er Berufsboxer und sogar Artist. Im Lauf der Jahre systematisierte er seine vielfältigen Bewegungserfahrungen und entwickelte eine eigene Methode, um sich selbst und anderen zu mehr Gesundheit und körperlicher Fitness zu verhelfen. Dabei ließ er sich von unterschiedlichsten Erfahrungen inspirieren: von fernöstlichen Bewegungsrichtungen, wie Yoga und Tai Chi, von einem Studium der Tierbewegungen, von langen Gesprächen mit den führenden Köpfen der Bewegungslehre und des Tanzes. Er probierte seine Techniken immer wieder aus und entwickelt sie weiter - mit verletzten Kriegsgefangenen während des Ersten Weltkrieges, mit Hamburger Polizisten, die körperlich ertüchtigt werden sollten, und mit Tänzern in New York, die seine Methode zur Ergänzung des traditionellen Balletttrainings nutzten.

In Deutschland wurde Pilates erst richtig bekannt, nachdem in den USA viele Hollywood-Größen danach trainierten. Dieses Buch möchte Ihnen einen Einblick in diese einzigartige Methode geben und Sie dabei unterstützen, mit ausgewählten Pilates-Übungen etwas Gutes für Ihre Gesundheit, speziell für Gelenke und Knochen, zu tun.

Pilates-Wirkungen: Ein neues Körpergefühl entsteht

Jeder, der Pilates ausprobiert hat, spürt die Wirkungen dieses Trainings direkt und unmittelbar. Es ist dieses ganz besondere Gefühl, das Pilates so einzigartig macht. Nach dem Training fühlt man sich innerlich aufgerichtet, fast so als wäre man fünf Zentimeter größer. Die Gelenke sind geschmeidig, die Körpermitte ist fest, stark und warm. Man fühlt sich nach dem Training nicht ausgepowert und müde, sondern frisch, vitalisiert und voller Energie. Diese Veränderungen, die kurzfristig spürbar sind, faszinieren die Menschen und machen das Training so attraktiv. Mit der Zeit verinnerlichen Sie dieses Gefühl und übertragen es in den Alltag.

Pilates verhilft Ihnen zu einem ganz neuen Körpergefühl.

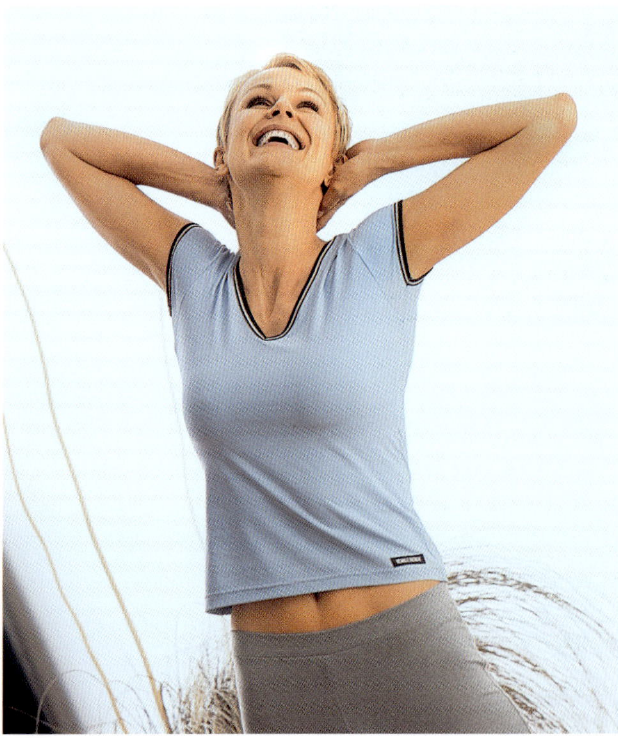

Wer regelmäßig und auf Dauer Pilates übt, den erkennt man schon von Weitem: Er geht aufrecht, gerade und trotzdem entspannt. Die Bewegungen sind flüssig und elegant. Die Muskeln sind kräftig und stark, wirken aber nicht aufgepumpt. Die Gelenke stehen in exakt der richtigen Position, sie sind geschmeidig und beweglich. Die Knochen sind fest, stabil und in der Lage, den Körper zu stützen und zu stabilisieren.

Gesunder Rücken – flacher Bauch

Die Pilates-Übungen unterscheiden sich deutlich von herkömmlichen

! *Die Wirkungen des Pilates-Trainings*

- **Die Haltung verbessert sich.**
- **Die stabilisierenden Rückenmuskeln werden trainiert.**
- **Ein natürlicher Kraftgürtel wird aufgebaut und schützt die Wirbelsäule.**
- **Rückenschmerzen können verhindert werden.**
- **Der Bauch wird flach, die Taille schmal.**
- **Der Beckenboden wird gekräftigt. Das wirkt sich positiv auf mögliche Inkontinenzprobleme aus.**
- **Die Gelenke werden mobilisiert und stabilisiert. Sie werden beweglicher.**
- **Die Knochen werden gefestigt.**
- **Die Atmung wird intensiver, der Gasaustausch wird gefördert.**
- **Das konzentrierte Üben bringt Power und neue Energie.**
- **Das Training sorgt für eine gesunde Muskelbalance.**
- **Muskelverspannungen können sich lösen.**
- **Die Körperwahrnehmung wird gefördert, das Körpergefühl verbessert.**

Gymnastikübungen, auch, wenn man das auf den ersten Blick nicht immer sieht. Denn: Jede Bewegung wird aus der Kraft der Körpermitte eingeleitet und von dieser bestimmt. Durch diese Besonderheit hat jede Pilates-Übung einen positiven Effekt auf den Rücken, den Bauch und den Beckenboden. Die tief liegenden Rückenmuskeln, die für die Stabilisierung der Wirbelsäule verantwortlich sind, werden aktiviert und gekräftigt. Das schützt die Bandscheiben und verhindert Rückenschmerzen. Gleichzeitig kräftigen die Übungen die Muskulatur, die den Bauch flach und die Taille schmal werden lässt. Die Muskeln des Beckenbodens werden aktiviert. Ein starker Beckenboden schützt vor Inkontinenz.

12_Gesund durch Pilates-Training

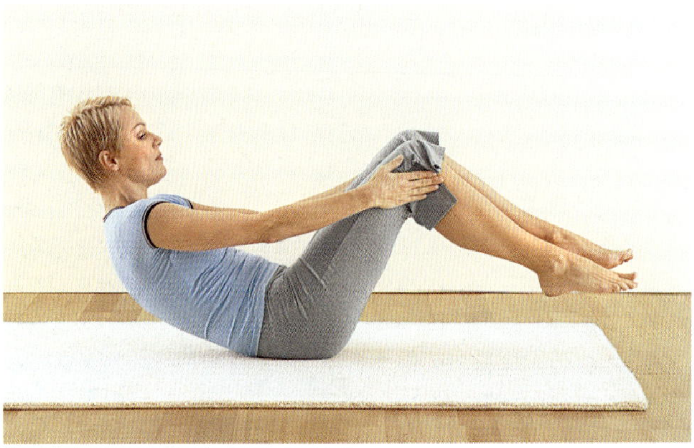

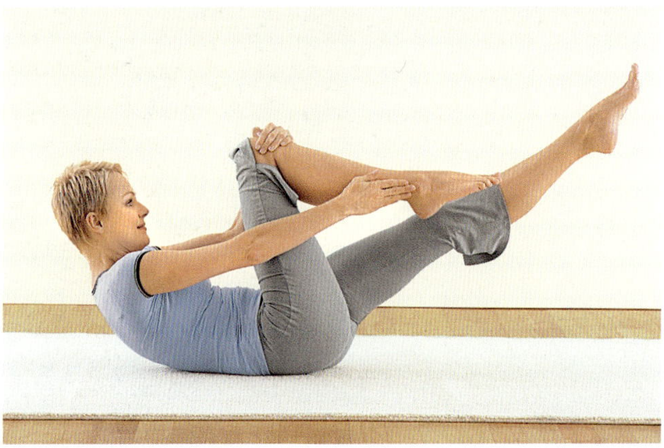

Die beiden Pilates-Übungen Roll-up und Criss-Cross sind besonders effektiv.

Das sagt die Forschung über Pilates

Amerikanische Wissenschaftlerinnen der Auburn Universität in Montgomery verglichen in einer Studie die Aktivierung der Bauchmuskeln während einiger Pilates-Mattenübungen (Criss-Cross, Roll-up, Hundred) mit der bei einer herkömmlichen Bauchmuskelübung, dem Crunch. Untersucht wurde der Grad der Aktivierung der geraden sowie der schrägen Bauchmuskeln. Dabei wurde festgestellt, dass die Pilates-Übungen vor allem die schrägen Bauchmuskeln deutlich effektiver trainieren als der Crunch. Die Pilates-Übung »Roll up« (Aufrollen des Oberkörpers aus der Rückenlage) ist sogar um mehr als 200 Prozent effektiver und die Übung »Criss-Cross« um mehr als 300 Prozent.

Auch die geraden Bauchmuskeln profitieren von den Pilates-Übungen deutlicher als von einem herkömmlichen Crunch.

Die Wirkung auf Herz, Kreislauf und Gewicht

Wissenschaftliche Studien haben gezeigt, dass die Wirkungen von Pilates auf Herz, Kreislauf und Fettverbrennung weniger deutlich sind.

Die Herz-Kreislauf-Aktivierung während eines Pilates-Trainings ist, selbst wenn es auf mittlerem bis fortgeschrittenem Niveau durchgeführt wird, durch viele Pausen zwischen den Übungen und durch Übungen, die im Liegen oder Sitzen stattfinden, nicht vergleichbar mit einem Ausdauertraining wie Joggen oder Radfahren. Pilates-Mattentraining auf mittlerem Niveau verbrennt etwa sechs Kilokalorien pro Minute. Das entspricht ungefähr dem Energieverbrauch beim Hatha-Yoga. Deshalb ist eine Gewichtsreduktion ausschließlich durch Pilates-Mattentraining nur schwer erreichbar. Wer sein Gewicht reduzieren will, sollte also zusätzlich zum Pilates-Training regelmäßig Ausdauersport betreiben. In Kombination mit Walking, Jogging, Nordic Walking oder Radfahren ist Pilates eine gute Möglichkeit, den Körper zu festigen, die Körperkonturen zu straffen und das Gewicht zu stabilisieren.

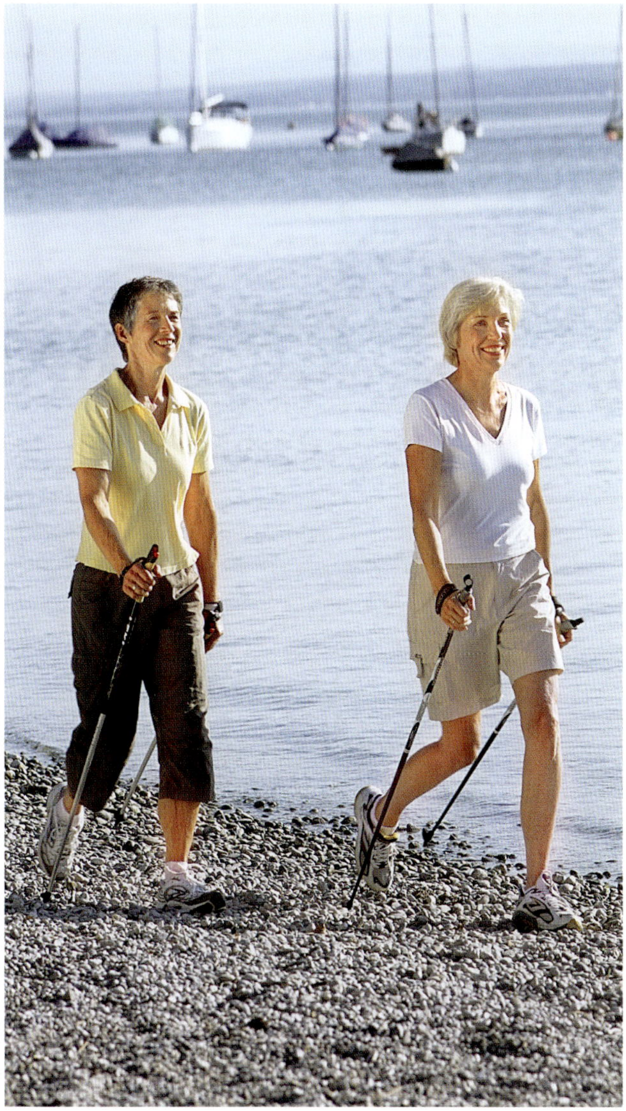

Eine optimale Kombination: Pilates und Ausdauersport

Gesunde Gelenke und Knochen durch Pilates

Gesunde Gelenke - die Schaltstellen unserer Beweglichkeit

Gelenke sind die Schaltstellen unserer Beweglichkeit. Sie sorgen dafür, dass die Knochen beweglich miteinander verbunden werden. Innerhalb eines Gelenks treffen zwei Knochen aufeinander. Die beiden würden sich gegenseitig abreiben und schädigen, wenn sie nicht an ihren Enden durch eine Knorpelschicht geschützt wären. Knorpel ist ein zähes, eigentlich sehr robustes Gewebe, das sich sogar verformen kann. Dadurch können Stöße auf die Knochen abgefedert werden. Wenn viel Druck auf ein Gelenk ausgeübt wird, wie das zum Beispiel beim Herunterspringen von einer Anhöhe beim Kniegelenk der Fall ist, kann der Knorpel diesen Druck aufnehmen und gleichmäßig verteilen. Dadurch ist die Belastung für die Knochen insgesamt geringer. Ein Gelenk ist in der Regel durch eine Gelenkkapsel umschlossen. Im Innenraum dieser Kapsel befindet sich eine Flüssigkeit, Synovia genannt. Diese Gelenkflüssigkeit spielt eine entscheidende Rolle bei der Ernährung des Knorpels. Denn: Der Knorpel ist nicht von Blutgefäßen durchzogen, kann also nicht über den Blutweg ernährt werden. Die Versorgung des Knorpels mit frischen Nährstoffen übernimmt deshalb die Gelenkflüssigkeit.

Schematische Darstellung eines Körpergelenks

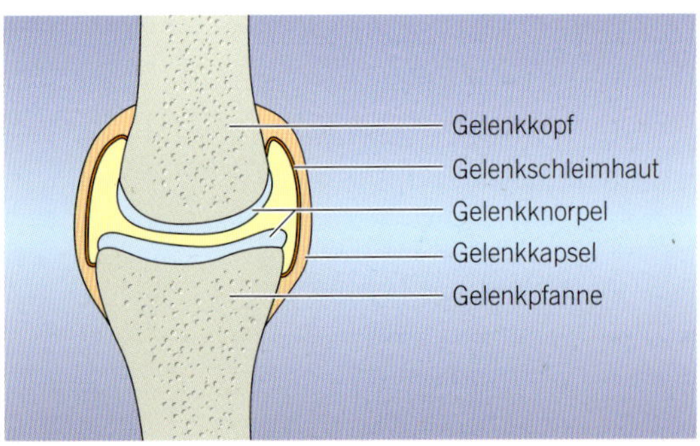

Wenn Gelenke älter werden

Dass man älter wird, merkt man häufig zuerst an den Gelenken. Joggen geht nicht mehr, weil die Hüftgelenke schmerzen, und manchmal tun sogar schon beim Aufstehen die Knie weh. Anfangs bemerkt man es nur ab und zu, mit der Zeit werden die Beschwerden jedoch häufiger und auch heftiger. Die Gründe für die Schmerzen sind in den meisten Fällen Abnutzungserscheinungen innerhalb des Gelenks. In der Regel ist davon vor allem der Knorpel betroffen, der die Belastungen abfedern und die Knochen schützen soll. Wer orthopädische Probleme hat, wie zum Beispiel einen Beckenschiefstand, wer einige Kilos zu viel auf die Waage bringt, wer eine schlechte Haltung hat oder sich über lange Zeit einseitig belastet, zum Beispiel beim langen Sitzen, dessen Gelenkknorpel sind sehr hohen Belastungen ausgesetzt. Das können aber nur sehr gut ernährte und voll funktionsfähige Knorpel aushalten. Und hier entstehen bei vielen Menschen die Probleme: Die Gelenkflüssigkeit, die den Knorpel versorgt, wird vor allem bei Gelenkbewegungen produziert. Ruht ein Gelenk über längere Zeit, wird deutlich weniger Flüssigkeit hergestellt. Die Folgen: Der Knorpel ist unterernährt. Dadurch wird er brüchig, porös und verliert an Elastizität. Die Knorpeloberfläche verliert ihre für das Gegeneinandergleiten der Knochen so wichtige Glätte und wird stattdessen rau. In diesem Zustand reibt der Knorpel sich immer weiter ab und kann Belastungen nicht mehr so gut wie in unversehrtem Zustand abfedern. Manchmal lösen sich zusätzlich kleine Knorpelanteile, die zu weiteren Reibungen oder auch zu Entzündungen im Gelenk führen. Es entsteht eine Gelenkarthrose.

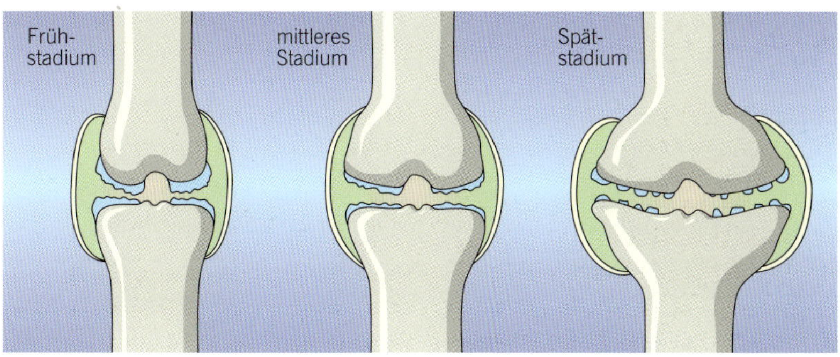

Schematische Darstellung eines Gelenks mit abgenutztem, porösem, brüchigem Knorpel

16_Gesund durch Pilates-Training

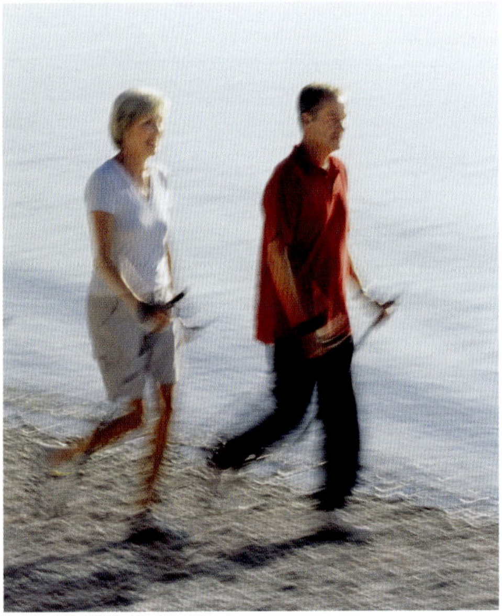

Gut für die Gelenke – schonende Bewegung

Die Zauberformel für gesunde Gelenke

Die Zauberformel für gesunde Gelenke heißt »Bewegen, bewegen, bewegen«. Denn: Der Knorpel braucht Bewegung. Ein ständiger Wechsel von Be- und Entlastung, eine gleichmäßige und sanfte Druckbelastung sorgen für eine ausreichende Produktion der Synovia und dadurch auch für eine gute Ernährung des Knorpels. Gelenke müssen täglich in möglichst vollem Umfang bewegt werden und in regelmäßigen Abständen eingesetzt, also belastet und wieder entlastet werden. Dann passt sich der Knorpel an die permanenten Herausforderungen an und wird widerstandsfähiger und dadurch auch leistungsfähiger und belastbarer. Das schützt ihn zusätzlich vor Abnutzung.

Nur kurzfristige extrem hohe Druckbelastungen auf den Knorpel (über 400 Kilogramm pro Quadratzentimenter) oder langfristige Dauerbelastungen durch Gelenkfehlstellungen schaden durch Überforderung.

! *Bewegung in den Alltag bringen*

Sie tun Ihren Gelenken bereits etwas Gutes, wenn Sie Ihren Alltag möglichst bewegt gestalten. Jeder Schritt, den Sie im Alltag machen, jede Arm- oder Beinbewegung hilft dem Knorpel dabei, sich gut ernähren zu können.

Jeder Schritt, den Sie nicht tun, weil Sie lieber im Sessel sitzen bleiben, schadet Ihnen. Zusätzlicher Ausdauersport, wie zum Beispiel Walking, Nordic Walking oder Schwimmen, oder auch sanfte Gymnastik, wie Yoga, Tai Chi oder moderates Muskeltraining, sind besonders gut für die Gelenke.

Pilates – mit Geschmeidigkeit für gesunde Gelenke

Pilates-Training kann durch folgende Wirkmechanismen dazu beitragen, Ihre Gelenke gesund zu erhalten.

> **! *Wie Pilates den Gelenken guttut ...***
>
> - **Der ganze Körper wird achsengerecht ausgerichtet. Dadurch werden auch die Gelenke in die richtige Position gebracht und funktional belastet.**
> - **Die Gelenke werden im vollen Umfang mobilisiert, bewegt und geöffnet. Dadurch wird ausreichend Gelenkflüssigkeit produziert, die den Knorpel ernährt.**
> - **Die Gelenke werden durch Muskelkräftigung stabilisiert.**
> - **Dehnfähige Muskeln sind die Grundvoraussetzung für bewegliche Gelenke. Beim Pilates-Training werden die gelenknahen Muskeln gedehnt. Dadurch wird der Bewegungsradius erhalten und sogar vergrößert.**

Die Gelenke in die richtige Position bringen

Jede Pilates-Übung beginnt mit der richtigen Ausrichtung des gesamten Körpers. Dabei wird die Wirbelsäule in die Länge gezogen. Kräftige Rückenmuskeln helfen, die natürliche Kurvenform der Wirbelsäule zu erhalten. Wenn der ganze Körper sich im Lot befindet und die Wirbelsäule optimal ausgerichtet und gestreckt ist, dann befinden sich

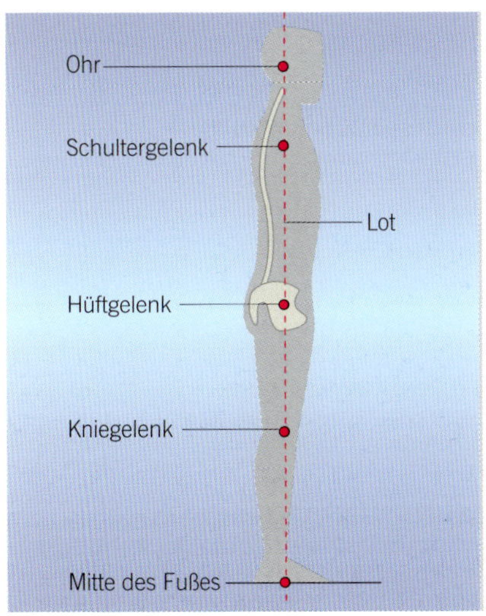

Korrekte Ausrichtung des Körpers im Stand

auch Hüfte, Knie und Schultern in der richtigen Position. Im Stand ist Ihr Körper gut ausgerichtet, wenn die Mitte des Ohres, Schulter-, Hüft- und Kniegelenk sowie die Fußmitte eine gerade Linie bilden.

Eine gute Haltung macht gesunde Gelenke

In dieser Position sind die Muskeln optimal ausbalanciert. Auch die großen Körpergelenke, also Hüfte, Knie, Knöchel und Schulter, werden achsengerecht belastet.
Sobald sich ein Körperteil aus dieser optimalen Achsenstellung heraus verschiebt und nach innen, nach außen, nach vorn oder nach hinten ausweicht, gerät das Gesamtsystem aus der Balance. Andere Körperteile müssen mit verstärkten Muskelanspannungen, Überdehnungen oder Verschiebungen reagieren, um das Gleichgewicht wiederherzustellen. Im Bereich der Wirbelsäule führt dies zu Fehlhaltungen und schließlich zu Muskelverspannungen, Bandscheibenproblemen und Rückenschmerzen.
Bei den Hüft-, Knie- oder Schultergelenken ist das ähnlich. Fehlstellungen der Gelenkachse führen zu einer ungleichen Belastungsverteilung innerhalb des Gelenks. Meist wird auf einer Seite der Gelenkknorpel deutlich mehr beansprucht und reibt sich auf Dauer ab. Beim Pilates-Training wird der gesamte Körper und damit auch die Gelenke vor und während der Übungsdurchführung achsengerecht ausgerichtet. Dadurch werden auch die Gelenke in eine optimale Position gebracht, in der sie gleichmäßig belastet werden. Wer regelmäßig Pilates übt, wird auf Dauer diese gesunde Haltung annehmen. Dadurch werden Haltungsfehler und Gelenkfehlstellungen korrigiert.

Die Gelenke mobilisieren

Wer seine Gelenke gesund erhalten will, sollte sie möglichst täglich und in möglichst großem Bewegungsumfang »mobilisieren«. Sie

mobilisieren ein Gelenk, wenn Sie es kreisen, wenn Sie die beiden Knochenpartner voneinander weg bewegen oder gegeneinander verschieben. Mobilisationen finden innerhalb des Gelenks statt, sie machen die Gelenke frei beweglich und sorgen für eine ausreichende Produktion der Synovia. Pilates ist ein tolles Mobilisationstraining für die Gelenke. Viele Pilates-Übungen zeichnen sich durch große und weite Bein- und Armbewegungen aus. Dabei werden besonders die Hüft- und die Schultergelenke in großem Radius bewegt. Andere Übungen mobilisieren vor allem die Wirbelgelenke und verhelfen so zu einem flexiblen Rücken.
Eine Besonderheit des Pilates-Trainings ist die Bewegungsweite: Dabei werden die Einzelteile des Gelenks regelrecht auseinandergezogen. Das macht die Gelenke weit, elastisch und geschmeidig und erhält die Beweglichkeit.

Die Gelenke stabilisieren

Pilates stabilisiert die Gelenke, indem es die Muskeln rund um die wichtigen Gelenke kräftigt und aufbaut. Diese Muskelmanschette führt das Gelenk und hält es in Ruhe sowie in Bewegung in der richtigen Position. Ein Gelenk, das von starken Muskeln umgeben ist, ist besser vor Verschleiß geschützt und weniger verletzungsanfällig.

Bewegliche Gelenke brauchen elastische Muskeln

Gelenke können nur optimal bewegt werden, wenn die Muskeln rund um die Gelenke ausreichend dehnfähig sind. Verspannte Muskeln oder verkürztes Gewebe engen den Radius der Gelenke unnötig ein. Deshalb ist es für die Gelenkgesundheit wichtig, dass die Muskeln regelmäßig in die Länge gezogen werden. Viele Pilates-Übungen dehnen die Muskeln und machen sie geschmeidig. Verspannungen lösen sich, blockierte Energien kommen in Fluss und die Gelenke werden beweglicher.

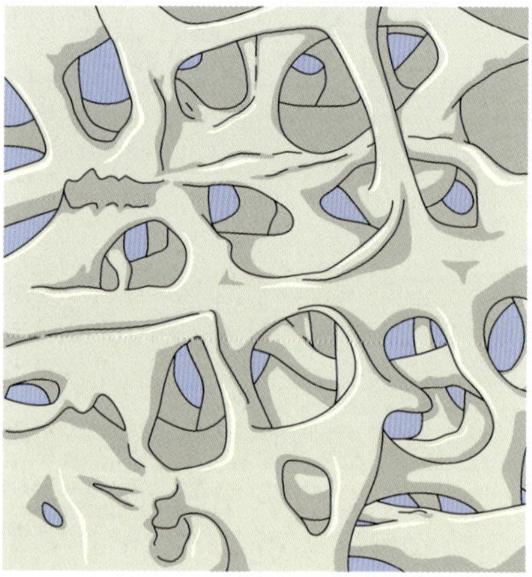

Schematische Darstellung eines Knochens, bei dem Knochenaufbau und -abbau sich im Gleichgewicht befinden

Die Knochen – unsere Stütze und unser Halt

Mehr als 200 Knochen bilden das Gerüst des Körpers, sie stützen und stabilisieren uns. Sie sind sehr stabil und fest, gleichzeitig verfügen sie aber auch über eine innere Elastizität. Diese Elastizität ist notwendig, damit die Knochen trotz der manchmal sehr hohen Druck-, Zug- oder Biegebelastungen, die auf sie einwirken, nicht brechen.

Unsere Knochen sind lange nicht so starr und leblos, wie man das vermuten würde, wenn man sich ein Skelett vorstellt. In ihrem Inneren ist permanent etwas in Bewegung. Jeder Knochen verfügt nämlich über Knochenaufbau- und Knochenabbauzellen. Und diese Zellen sind ständig in Aktion: Während die Abbauzellen Knochengewebe auflösen, ersetzen die Aufbauzellen dieses durch neues Knochenmaterial. In jedem unserer 206 Knochen herrscht durchgängig Betriebsamkeit – rund um die Uhr, das ganze Leben hindurch. Der Grund für diese permanente Bautätigkeit: Frische Knochensubstanz ist deutlich stabiler als alte. Bei erwachsenen Menschen halten sich Aufbau- und Abbauprozesse die Waage, die Knochensubstanz wird im Gleichgewicht gehalten.

Wenn Knochen älter werden

Bei vielen Menschen lassen bereits ab dem 35. bis 40. Lebensjahr die Aufbauzellen in ihrer Aktivität nach, sodass mehr Knochensubstanz ab- als wieder aufgebaut wird. Die Folge: Wir verlieren Jahr für Jahr etwa ein Prozent an Knochenmasse. Was als natürlicher Abbauprozess von Knochensubstanz beginnt, entwickelt sich manchmal im Lauf der Jahre zu einer Krankheit, Osteoporose genannt. Statistiken zeigen, dass in Deutschland etwa 25 Prozent der über 60-jährigen Frauen und die Hälfte aller 70-Jährigen an Osteoporose leiden. Die Folgeschäden dieser Krankheit können eklatant sein: Brüche der Oberschenkel-, Oberarm- und Handgelenksknochen und auch die Wirbelkörper brechen oft ein. Im Extremfall werden die Knochen so porös, dass bei einem Hustenanfall eine Rippe oder bei einem falschen Tritt der Oberschenkelhals spontan bricht.

Am häufigsten tritt die Krankheit bei Frauen schleichend während und nach den Wechseljahren auf, also um das 50. Lebensjahr herum. Verantwortlich dafür ist die geringere Östrogenproduktion des weiblichen Körpers in dieser Lebensphase. Das Hormon Östrogen hält die Knochenabbauzellen im Zaum und bremst ihre Aktivität. Wird weniger Östrogen gebildet, werden die Abbauzellen erst richtig aktiv.

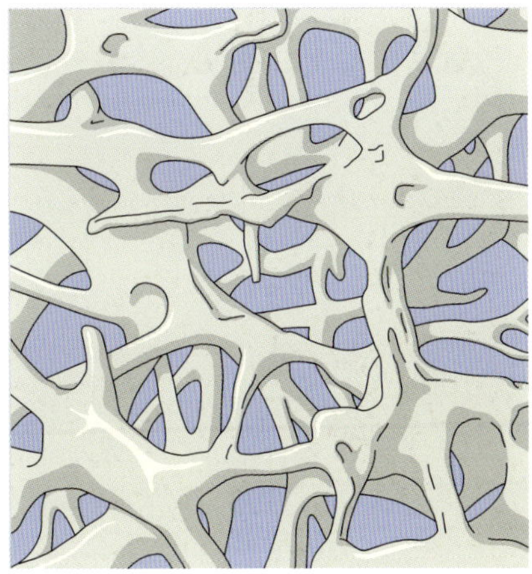

Ein osteoporotischer Knochen

Das beste Rezept für stabile Knochen

Das beste Rezept für stabile Knochen heißt wieder »Bewegen, bewegen, bewegen«. Denn Bewegung - und zwar vor allem ein gezieltes Muskeltraining - verhindert nachweislich den Abbau von Knochensubstanz. Das hängt damit zusammen, dass die Muskeln über ihre Ausläufer, die Sehnen, am Knochen befestigt sind. Die Muskeln beginnen und enden an den Knochen. Wenn ein Muskel aktiv ist, also sich beugt und wieder streckt, dann übt das Druck und Zug auf die Knochen aus, an denen er befestigt ist. Und diese Impulse veranlassen die knochenaufbauenden Zellen, ihre Tätigkeit zu verstärken. Warum? Ganz einfach: Je stärker ein Muskel ist, desto mehr Druck übt er während einer Bewegung auf den Knochen aus. Damit der Knochen diesem Druck gewachsen ist und nicht daran zerbricht, muss er sich anpassen und Substanz aufbauen. Er wird stabiler. Ein bisschen an-

22_Gesund durch Pilates-Training

> **!** ***Starke Muskeln machen feste Knochen***
>
> **Wissenschaftler verglichen bei insgesamt 73 Frauen nach den Wechseljahren den Knochenmineralgehalt in der Lendenwirbelsäule und im Oberschenkelhals bei verschiedenen Sportarten. Über einen Zeitraum von einem Jahr führte eine der Versuchsgruppen Krafttraining, die zweite Ergometer-Training auf dem Standfahrrad und die dritte ein sanftes Gymnastikprogramm durch.**
>
> **Das Ergebnis: Nur die erste Gruppe, die das Muskeltraining absolviert hatte, konnte den Verlust an Knochensubstanz durch das Training stoppen.**

strengend wird es schon, wenn Sie Ihre Knochenzellen zu mehr Aktivität motivieren wollen. Denn: Vor allem anstrengendes Krafttraining erhöht die Knochendichte deutlich. Wenn man jung ist, können auch Hüpf- und Laufbewegungen sowie Sportarten mit schnellem Antreten und Abstoppen empfohlen werden, um die Knochendichte positiv zu beeinflussen. Ausschließlich sanftes Training, wie Radfahren in der Ebene oder Lockerungsgymnastik, hat deutlich weniger Einfluss auf die Knochendichte.

Starke Knochen – in jedem Alter

Wer als Jugendlicher und junger Erwachsener viel Sport treibt, hat später einen großen Vorteil: Er hat sich in jungen Jahren durch das Training eine besonders hohe Knochendichte erworben. Klar, dass sich von einem hohen Ausgangsniveau aus der Knochenabbau langsamer vollzieht. Wer jung ist, darf seine Knochen durch Power-Sport ruhig fordern. Besonders knochenstabilisierend wirken in dieser Phase Spielsportarten, bei denen man schnell startet und wieder abstoppt, wie Squash, Badminton, Fußball oder Basketball, Sportarten, bei denen man springt und wieder aufkommt, wie Volleyball, oder solche, bei denen durch Hüpf- oder Laufbewegungen hohe Druckbelastungen

auf die Knochen ausgeübt werden, wie Jogging und High-Impact-Aerobic.
Im mittleren Erwachsenenalter, etwa ab dem 35. Lebensjahr, sollte man es ruhig etwas langsamer angehen lassen. Der Körper kommt in dieser Phase mit den schnellen, schwungvollen und oft unkontrollierten Bewegungen der Power-Sportarten oft nicht mehr so gut zurecht und es kann zu Verletzungen kommen. Im mittleren Erwachsenenalter ist ein gezieltes Muskeltraining an Fitness-Geräten, mit Gewichtsmanschetten, Hanteln oder Bändern oder auch mit dem eigenen Körpergewicht besonders sinnvoll, um die Entkalkung der Knochen zu verhindern. Wer joggt oder tanzt, regt mit jedem Schritt seine Knochenaufbauzellen an, aktiv zu bleiben. Beim Bergwandern ist das Bergabgehen besonders stimulierend. Tennisspielen, Skifahren, Aerobic, Hüpfen auf dem Mini-Trampolin - all diese Sportarten helfen Ihnen, die Knochen zu stabilisieren. Weniger geeignet ist Wassergymnastik oder Schwimmen. Denn: Der Auftrieb im Wasser bewirkt, dass weniger Kraft auf die Knochen ausgeübt wird als beim Training an Land.
Sinnvoll ist ein Haltungstraining zur Aufrichtung und Stabilisierung der Wirbelsäule. Kräftige Bauch- und Rückenmuskeln stimulieren den Knochenaufbau der Wirbelkörper und verhindern Wirbelbrüche.

! *Rückentraining schützt vor Wirbelbrüchen*

Wie gut ein stabilisierendes Muskeltraining helfen kann, Wirbelbrüche zu verhindern, zeigt eine amerikanische Studie:

Gesunde Frauen nach den Wechseljahren absolvierten zwei Jahre lang ein Training zur Stärkung der Rückenmuskeln. Diese aktiven Frauen hatten acht Jahre nach der Trainingsphase nicht einmal halb so viele Wirbelbrüche, wie Frauen, die ein solches Training nicht durchgeführt hatten.

24_Gesund durch Pilates-Training

Pilates – mit Kraft für stabile Knochen

Pilates-Training kann dazu beitragen, eine Entkalkung der Knochen im Zug des Älterwerdens zu stoppen. Es ist eine gute Methode, um einem Verlust an Knochenmasse vorzubeugen und die Knochen jung und gesund zu erhalten. Das Training kann der Entwicklung einer Osteoporose entgegenwirken. Pilates-Training ist jedoch nur für gesunde Menschen sinnvoll, die keine reduzierte Knochendichte aufweisen. Es kann als präventive Maßnahme eingesetzt werden, nicht als Therapie bei einer bereits vorliegenden Osteoporose. Wenn Sie unsicher sind, ob Ihre Knochen völlig gesund oder schon porös sind, sollten Sie unbedingt einen Arzt konsultieren. Fragen Sie im Zweifel immer nach, ob Sie die Pilates-Übungen durchführen können. Er entscheidet je nach Ausprägung der Entkalkung, ob das Training für Sie zu riskant ist und ob Sie besser ein Spezialtraining nach ärztlicher Anweisung und unter Aufsicht eines speziell ausgebildeten Therapeuten absolvieren sollten. Menschen mit Osteoporose sollten nicht ohne Aufsicht trainieren. Das Risiko, die porösen Knochen zu überlasten und dadurch den Abbau von Knochensubstanz sowie die Bruchgefahr zu verstärken, ist zu groß. Zu hohe Belastungen können in diesem Fall zu einer Entmineralisierung der Knochen führen, also den Abbau an Substanz verstärken statt den Aufbau zu unterstützen.

! ***Holen Sie sich ärztlichen Rat!***

Vor allem, wenn Sie weiblich sind, Ihre Wechseljahre bereits hinter sich haben und viele Jahre keinen Sport getrieben haben, könnte es sein, dass Ihre Knochendichte bereits erheblich reduziert ist. Sicherheit geht immer vor – deshalb sollten Sie in diesem Fall unbedingt einen Arzt konsultieren. Er wird Sie untersuchen, möglicherweise wird er die Knochendichte exakt bestimmen und danach entscheiden, ob das Pilates-Training das Richtige für Sie ist.

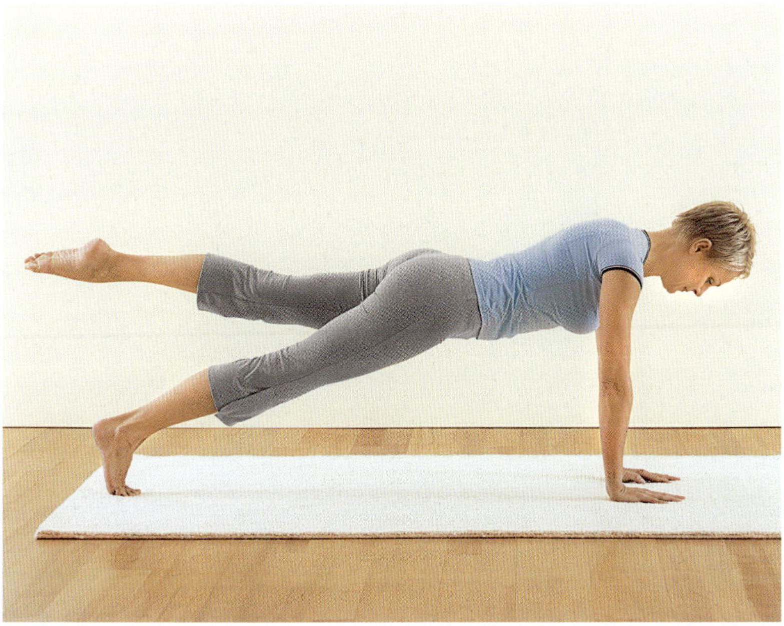

Stützübungen stimulieren den Knochenaufbau.

So hält das Pilates-Training Ihre Knochen fit, stabil und gesund:

- Pilates kräftigt die Muskeln des gesamten Körpers. Das regt die Knochen an, Knochensubstanz zu bilden und stabiler zu werden.
- Durch die Aktivierung des »Powerhouse« (siehe dazu S. 28 ff.) stabilisiert Pilates die Wirbelsäule. Die Wirbelknochen werden stabiler. Das Risiko von Wirbelbrüchen verringert sich.
- Übungen, bei denen das eigene Körpergewicht gegen die Schwerkraft gehalten werden muss, oder Stützübungen verursachen einen starken Druck auf die Knochen. Der Knochenaufbau wird auf diese Weise angeregt.
- Zusatzgewichte verstärken die Impulse auf die knochenaufbauenden Zellen.

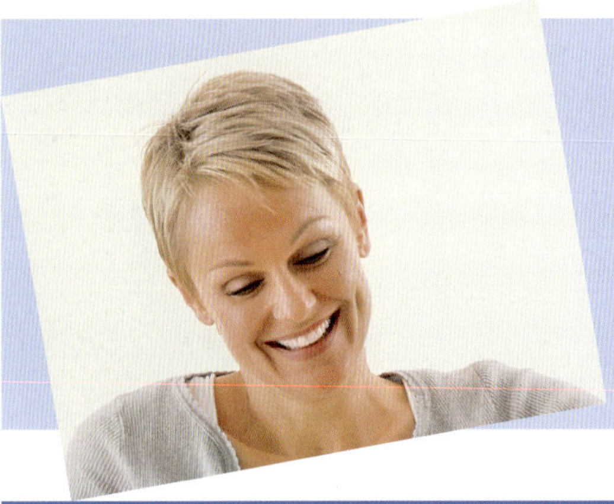

Pilates – verstehen, ausprobieren und sich darauf vorbereiten

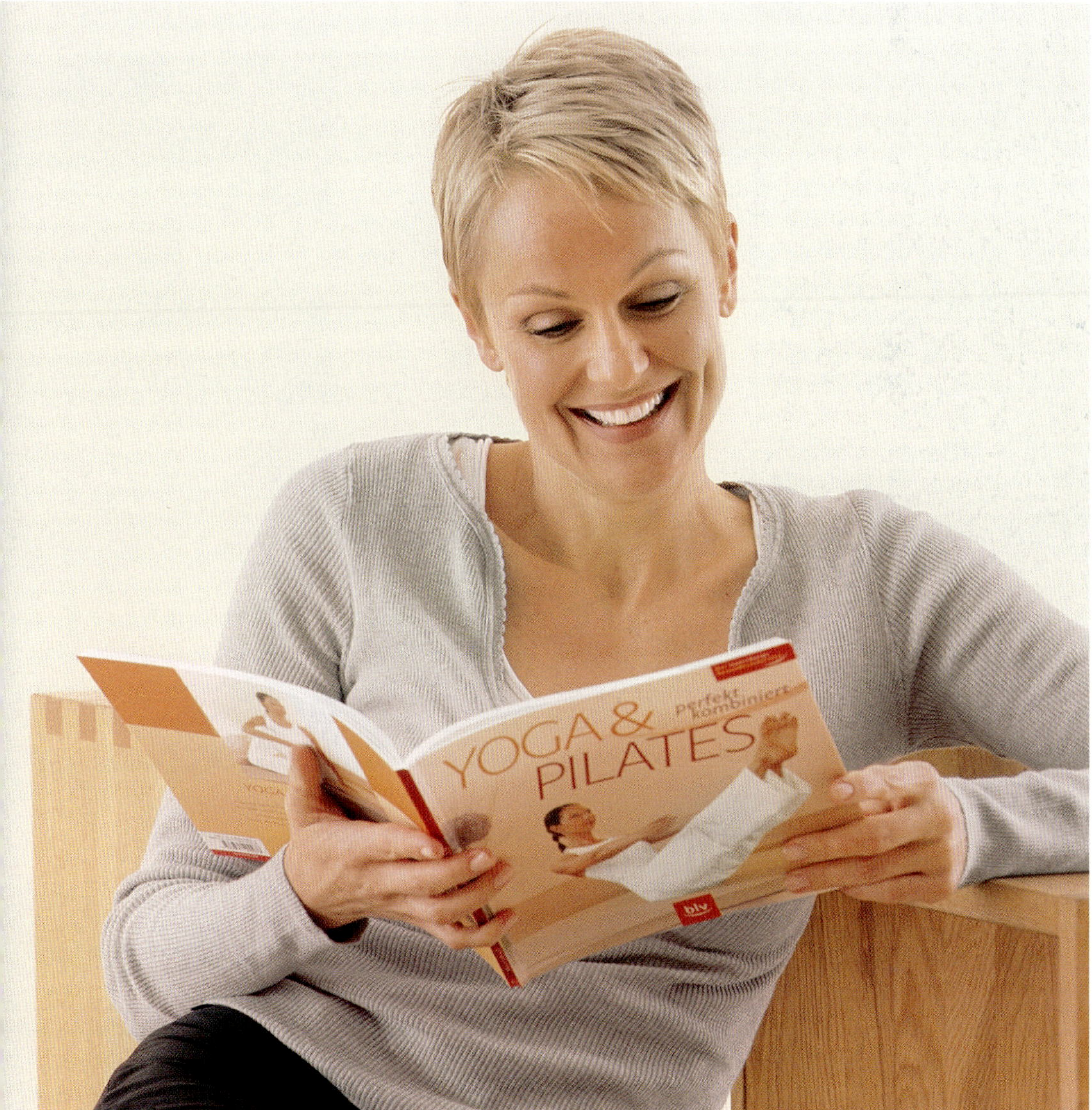
perfekt kombiniert
YOGA &
PILATES
blv

Die Grundlagen der Pilates-Methode

Das Fundament des Pilates-Trainings

- Die Zentrierung aufbauen – das »Powerhouse« aktivieren.
- Die Pilates-Atmung.
- Die Schulterblätter senken.
- Das Becken in die richtige Position bringen.
- Die Wirbelsäule strecken – den Körper in die Länge ziehen.
- Konzentrieren und entspannen.
- Die Bewegung kontrollieren und steuern.

Pilates entspannt und bringt neue Energie.

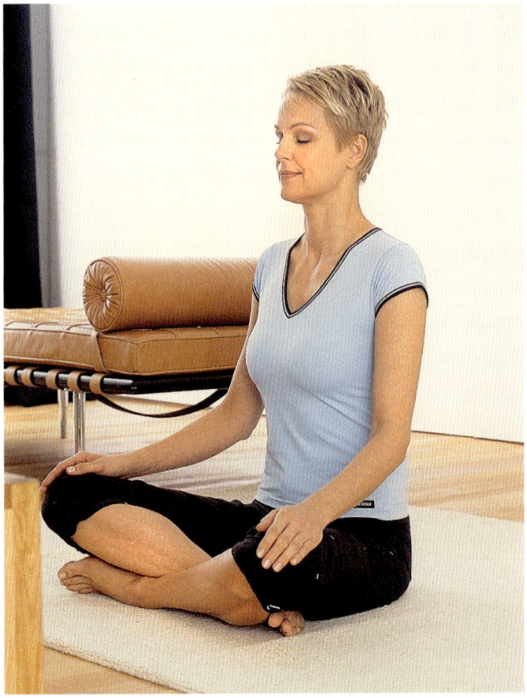

Das Fundament der Pilates-Methode bilden mehrere Trainingsbesonderheiten. Es ist notwendig, die wichtigsten Grundlagen zu verstehen und auszuprobieren, um das richtige Gefühl für die Übungen zu entwickeln. Das Pilates-Training wird nur dann seine volle Wirkung entfalten, wenn Sie die wichtigsten Grundlagen während jeder Übung anwenden und einsetzen können.

Die Zentrierung aufbauen – das »Powerhouse« aktivieren

Die Zentrierung ist die entscheidende Grundlage des Pilates-Trainings. Es ist die Zentrierung, die aus einer herkömmlichen Gymnastikübung eine Pilates-Übung macht. Bei der Pilates-Methode wird jede Übung aus der Kraft der Körpermitte eingeleitet und durch diese geführt. Deshalb ist es besonders wichtig, dieses Prinzip zu verstehen und es während des Trainings anwenden zu können.

Die Zentrierung: So funktioniert's im Sitzen

Probieren Sie die Zentrierung im Sitzen direkt aus: Setzen Sie sich vorn auf einen Stuhl, stellen Sie beide Füße mit der ganzen Sohle auf den Boden auf. Die Fußspitzen zeigen ein wenig nach außen. Spüren Sie Ihre beiden Sitzbeinhöcker? Das ist gut, setzen Sie sich genau mittig auf die Sitzbeinknochen.

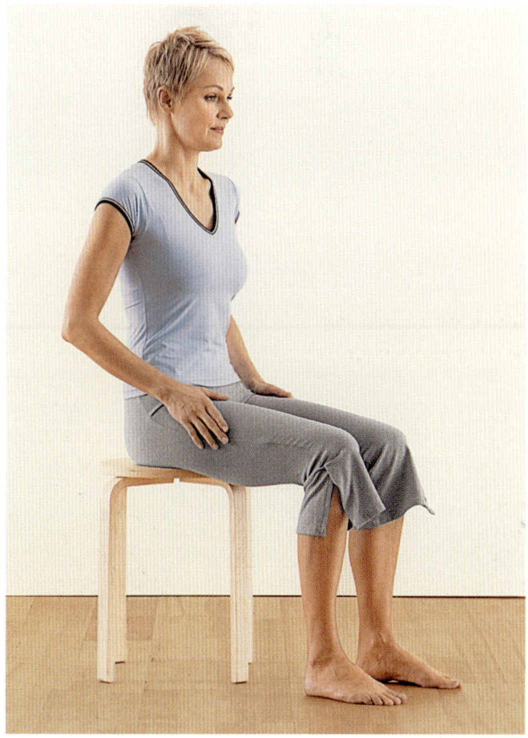

Die Zentrierung im Sitzen – einfach ausprobieren!

Richten Sie Ihren Körper auf, lassen Sie Ihre Schulterblätter die Wirbelsäule entlang nach unten gleiten. Bewegen Sie Ihren Hinterkopf zur Decke und strecken Sie Ihren Nacken.
Nun atmen Sie tief ein. Mit dem Ausatmen ziehen Sie Ihre Sitzbeinhöcker aufeinender zu und gleichzeitig Ihren Bauchnabel nach innen – so als könnten Sie ihn an die Wirbelsäule heranziehen. Bewegen Sie ihn gleichzeitig ein wenig nach oben, als könnten Sie ihn zum Herzen hochziehen. Versuchen Sie, Ihre Gesäßmuskeln dabei ganz locker zu lassen. Auch der restliche Körper – vor allem Schultern und Nacken – bleiben locker, entspannt und bewegen sich nicht. Mit dem Einatmen lösen Sie die Zentrierung wieder.
Probieren Sie dies etwa 10-mal hintereinander aus.
Haben Sie das Gefühl, dass es in der Mitte Ihres Körpers etwas wärmer geworden ist? Dann haben Sie jetzt Ihr Kraftzentrum gespürt.

Das Powerhouse – die starke Körpermitte

Pilates selbst nannte den Bereich der Körpermitte zwischen dem Becken und dem Brustkorb das Powerhouse. Dieser Kraftgürtel wird aus drei Muskelpaketen gebildet: aus tief liegenden, quer verlaufenden sowie inneren und äußeren schrägen Bauchmuskeln, aus tief liegenden Rückenmuskeln und aus den Beckenbodenmuskeln. Diese Muskeln schnüren die Taille zusammen wie ein Korsett. Die Muskeln, die

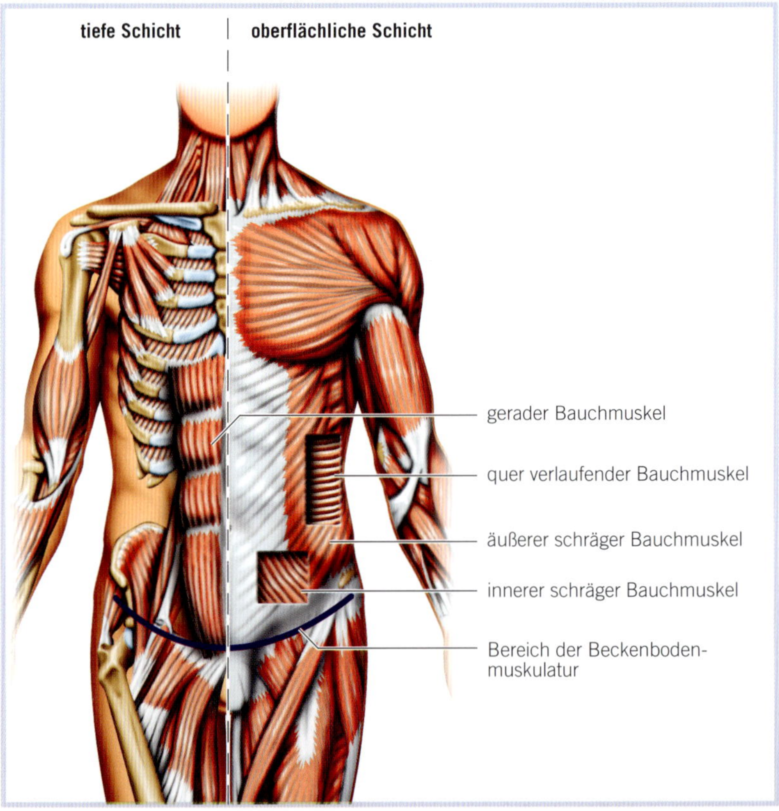

Bauch- und Beckenbodenmuskeln bilden gemeinsam mit tief liegenden Rückenmuskeln das Powerhouse.

! *Über Mobilisatoren und Stabilisatoren*

Unser Körper besteht aus 640 Muskeln. Sie haben die Aufgabe, unseren Körper aufrecht und stabil zu halten und ihn außerdem zu bewegen.

Die meisten Muskeln liegen an der Körperoberfläche. Sie bewegen uns, sie beugen und strecken unsere Arme und Beine und sorgen dafür, dass wir joggen, eine schwere Einkaufstasche anheben oder eine Treppe hinaufsteigen können. Diese Muskeln sind die Mobilisatoren.

Die Stabilisatoren liegen tiefer. Sie sind meist kürzer als die Mobilisatoren und haben die Aufgabe, Gelenke und Wirbelsäule zu stabilisieren und zu schützen.

das Powerhouse bilden, sind stabilisierende Muskeln. Die beteiligten tief liegenden queren Bauchmuskeln spürt man am deutlichsten im Bereich der Taille, wenn man lacht, hustet oder ausatmet. Wenn dieser Muskelbereich stark und aktiv ist, verhilft er zu einem flachen Bauch, einer schmalen Taille und einem entspannten unteren Rücken. Die inneren und äußeren schrägen Bauchmuskeln beugen den Oberkörper nach vorn und zur Seite und drehen ihn.
Die Beckenbodenmuskeln tragen nicht nur die inneren Organe sowie Blase, Gebärmutter und Darm, sie sind außerdem für eine gute und aufrechte Haltung zuständig. Die tief liegenden Rückenmuskeln stabilisieren die Wirbelsäule vom Kreuzbein bis hinauf zur Halswirbelsäule. Die vielen kurzen Muskelstränge beginnen jeweils an einem Wirbelkörper, ziehen über zwei bis vier weitere und enden dann dort. Sind die tief liegenden Rückenmuskeln stark genug, dann schützen sie die Wirbelsäule und verhindern Rückenschmerzen.

Immer wenn Sie Ihr Powerhouse aktivieren, tun Sie also damit gleichzeitig etwas für eine aufrechte Körperhaltung, für eine gut geschützte Wirbelsäule und eine schmale Taille.

32_Pilates - verstehen und ausprobieren

Die Pilates-Atmung

Atmen ist Leben, das Atmen versorgt den Körper mit Sauerstoff. Beim Einatmen wird frischer Sauerstoff in die Blutbahn aufgenommen, beim Ausatmen die verbrauchte Luft hinausbefördert. Die Muskeln, die inneren Organe, das Gehirn - der ganze Körper ist durchgängig auf Sauerstoff angewiesen, um optimal funktionieren zu können. Wer körperlich aktiv ist, braucht besonders viel Sauerstoff. Deshalb ist es wichtig, während des Trainings tief und durchgängig zu atmen. Allerdings ist das bei der Pilates-Methode ein wenig anders als sonst. Denn: Sie können wegen der Zentrierung und der Muskelanspannung in der Körpermitte nicht in den Bauch atmen.

Probieren Sie es doch einfach einmal aus: Ziehen Sie den Bauchnabel nach innen und oben - und versuchen Sie, gleichzeitig in den Bauch hinein- und wieder auszuatmen. Funktioniert nicht, oder?

Es ist auch nicht sinnvoll, in den oberen Brustkorb zu atmen, also die Luft bis unter die Schultern nach oben zu ziehen. Dadurch würden sich die Schultern automatisch nach oben anheben - und das ist nicht gewollt.

Beim Pilates-Training atmen Sie die Luft durch die Nase ein und schieben sie in den Brustkorb. Beim Einatmen öffnen sich die Rippen, rechts und links zur Seite, nach vorn und nach hinten. Und beim Ausatmen schließen Sie sich wieder.

Die Pilates-Atmung wird noch intensiver, wenn Sie während des Ausatmens die Lippen leicht öffnen, sodass man ein leises Rauschen oder einen gehauchten Ton, zum Beispiel »haaaaa« hören kann. Dabei spannt sich automatisch die Powerhouse-Muskulatur an. Wenn Sie während des Ausatmens den Bauchnabel nach innen ziehen und das Powerhouse aktivieren, verstärken Sie damit das Ausatmen. Und das ist auch gut so, denn die verstärkte Ausatmung sorgt dafür, dass die verbrauchte und mit Kohlendioxid angereicherte Luft schnell den Kör-

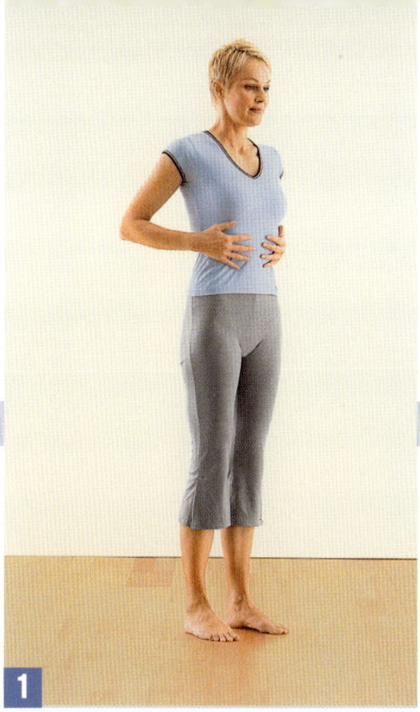
1

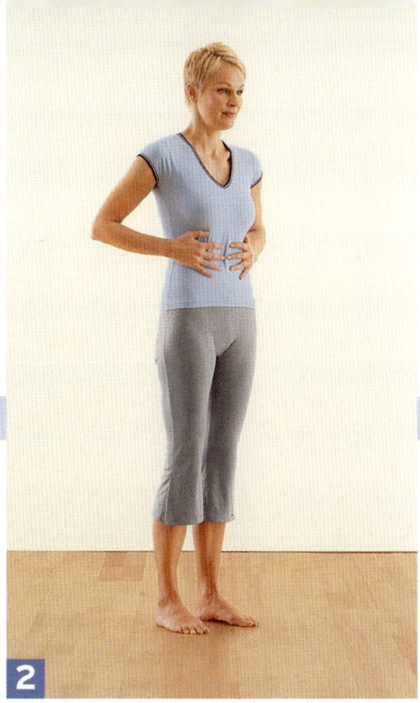
2

per verlässt und die Lunge unverzüglich wieder frische, sauerstoffreiche Luft aufnehmen kann.
Während der Pilates-Übungen atmen Sie in der Regel folgendermaßen: Sie gehen in die Ausgangsposition, atmen dort ein, während Sie sich mental auf die Übung vorbereiten. Mit der Ausatmung beginnt dann die Zentrierung und schließlich auch die Bewegung.

Probieren Sie die Pilates-Atmung aus!
Stellen Sie sich aufrecht und gerade hin, ziehen Sie Ihre Wirbelsäule ganz lang und bewegen Sie zugleich Ihre Schulterblätter bewusst nach unten. Legen Sie nun Ihre Hände mit geöffneten Fingern seitlich auf die Rippen.

1 Atmen Sie durch die Nase ein - dabei wird der Abstand zwischen beiden Händen größer.

2 Atmen Sie durch die geöffneten Lippen aus - dabei nähern sich die Hände wieder an.
Üben Sie die Brustkorbatmung eine Zeit lang. Versuchen Sie dabei zu spüren, wie sich während der Einatmung die Rippen nach rechts und links, aber auch ein wenig nach vorn und sogar nach hinten ausdehnen. Mit dem Ausatmen schließen sich die Rippenbögen wieder - wie wenn sich eine Schiebetür langsam schließt.

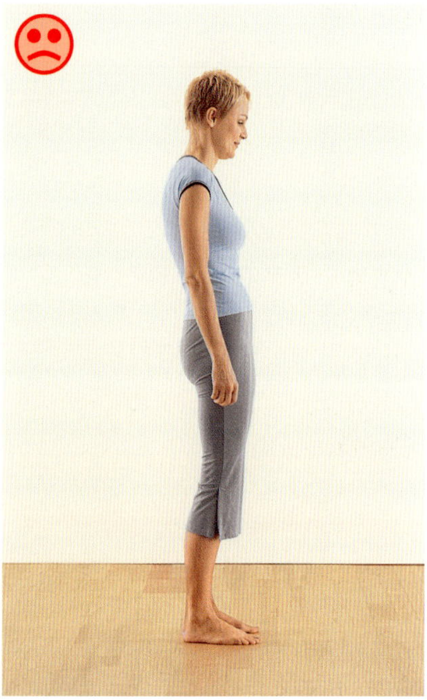

Schlechte Haltung mit hochgezogenen Schultern und rundem Rücken

Die Schulterblätter senken

Körperhaltung ist das Aufrechthalten des Körpers gegen die Schwerkraft. Eine aufrechte Körperhaltung ist dadurch charakterisiert, dass die Wirbelsäule lang gezogen ist und die Schulterblätter an die Wirbelsäule herangezogen und nach unten bewegt werden. Diese aufrechte Haltung verlieren wir im Lauf des Älterwerdens leider allzu häufig. Der Grund: Unsere Muskeln werden zu selten eingesetzt, sie werden schwach und können uns nicht mehr aufrecht halten. Die Folge: Wir lassen uns hängen! Der Rücken wird rund, die Schulterblätter entfernen sich von der Wirbelsäule, die Schultern fallen nach vorn. Der Oberkörper beugt sich, der Kopf hängt und die Schultern werden nach oben in Richtung zu den Ohren verschoben. Die Auswirkungen dieser Haltung sind klar: Der Körper gerät aus dem Gleichgewicht, die Gelenke werden falsch belastet, die Muskeln verspannen. Es kommt zu Schmerzen, die sogar chronisch werden können.

Pilates-Training wirkt dieser Entwicklung entgegen. Denn: Jede Pilates-Übung beginnt mit einer optimalen Ausrichtung Ihrer Schultern. Bevor Sie mit der eigentlichen Bewegung beginnen, lassen Sie zunächst Ihre Schulterblätter tief nach unten in Richtung zum Becken sinken. Dabei wird der Abstand zwischen den Schultern und den Ohren möglichst groß.

Die Schulterblätter spüren

Versuchen Sie zunächst, Ihre Schulterblätter am oberen Rücken zu erspüren. Das sind dreieckig geformte Knochen rechts und links von der Wirbelsäule.

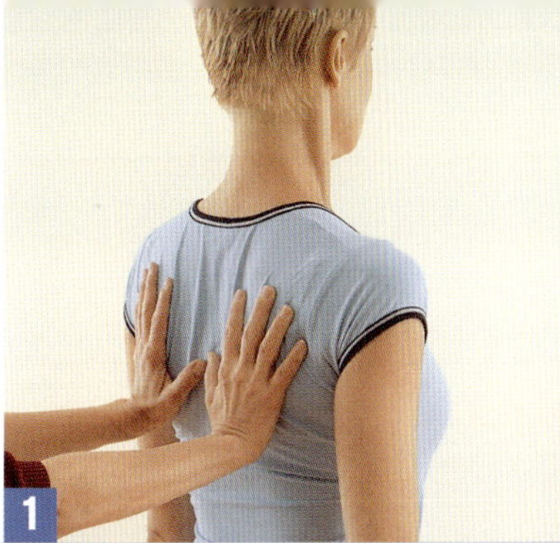

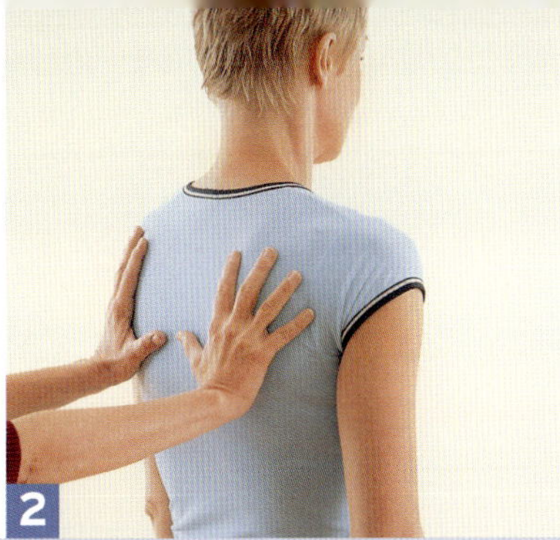

1 Ziehen Sie nun Ihre beiden Schulterblätter bewusst an die Wirbelsäule heran.

2 Bewegen Sie die Schulterblätter dann so weit wie möglich von der Wirbelsäule weg.
Wiederholen Sie beides etwa 10-mal.
Dann versuchen Sie, die Schulterblätter nach oben zu bewegen - und nach unten. Etwa 10-mal ausführen.
Lassen Sie nun die Schulterblätter in möglichst großen Bewegungen kreisen lassen. Etwa 10-mal wiederholen.
Falls es Ihnen schwerfällt, die Schulterblätter zu erspüren, bitten Sie, Ihren Partner oder eine Freundin, diese Knochen zunächst einmal an Ihrem Rücken zu identifizieren. Dann legt der Partner oder die Partnerin beide Handflächen auf die Schulterblätter, während Sie die oben genannten Übungen durchführen.

Die Schulterblätter in die Hosentaschen stecken
Nachdem Sie Ihre Schulterblätter identifiziert und gespürt haben, versuchen Sie nun, beide Knochen bewusst nach hinten und unten zu bewegen. Dabei wird der Abstand zwischen Ohren und Schultern möglichst groß und der Nacken streckt sich.

3 Stellen Sie sich vor, dass Sie Ihre Schulterblätter nach hinten und unten in die hinteren Gesäßtaschen einer Hose stecken wollen. Gleichzeitig bewegen Sie Ihren Hinterkopf lang nach oben in Richtung zur Decke. Spüren Sie, wie Ihre Wirbelsäule sich dabei streckt und ganz lang wird? Sehr gut, dann machen Sie es richtig.

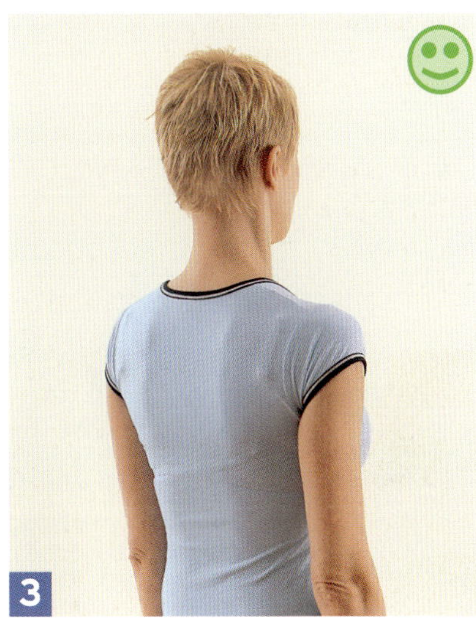

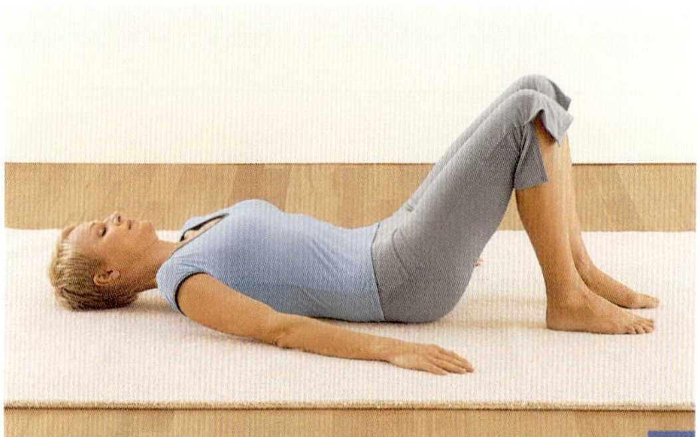
1

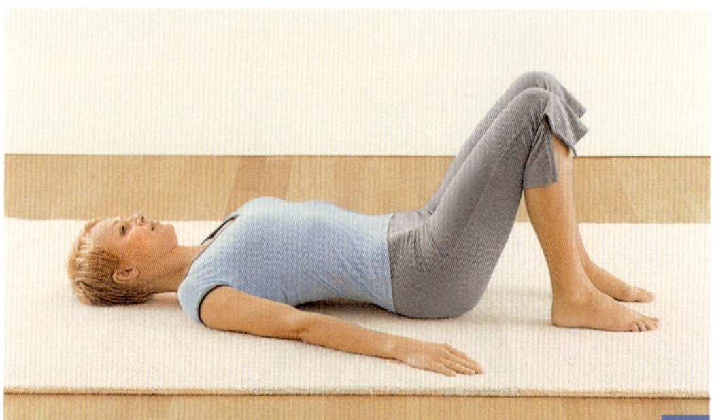
2

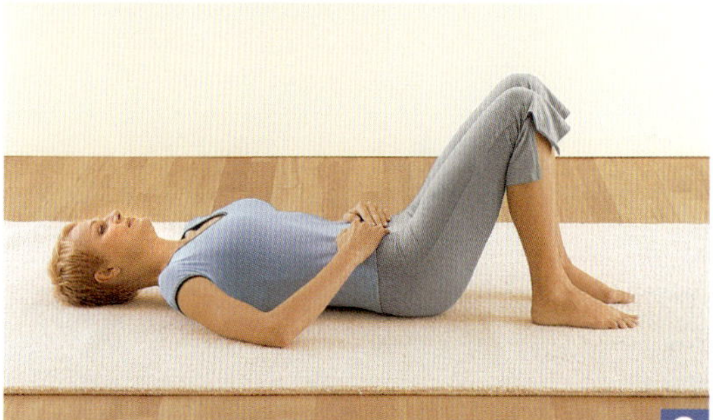
3

Das Becken in die richtige Position bringen

Auch Becken und unterer Rücken müssen in die richtige Position gebracht werden. Um ein Gefühl für die richtige Lage des Beckens zu bekommen, legen Sie sich auf den Rücken und stellen beide Füße auf. Legen Sie Ihre Hände auf die Beckenknochen.

1 Bewegen Sie nun Ihre Beckenknochen nach oben. Dabei hebt sich das Steißbein ein wenig vom Boden ab und der untere Rücken drückt sich gegen den Boden.

2 Dann die Gegenbewegung: Senken Sie Ihre Beckenknochen nach unten. Dabei löst sich der untere Rücken vom Boden und wird ganz hohl.

3 Schaukeln Sie ein paar Mal zwischen beiden Positionen hin und her und pendeln Sie sich dann genau in der Mitte ein. In dieser optimalen Stellung, die auch neutrale Beckenstellung genannt wird, befinden sich beide Beckenknochen gemeinsam mit dem Schambein auf einer Höhe. Der untere Rücken ist weder hohl noch flach auf den Boden gedrückt, zwischen der Wirbelsäule und dem Boden befindet sich ein kleines Luftpolster.

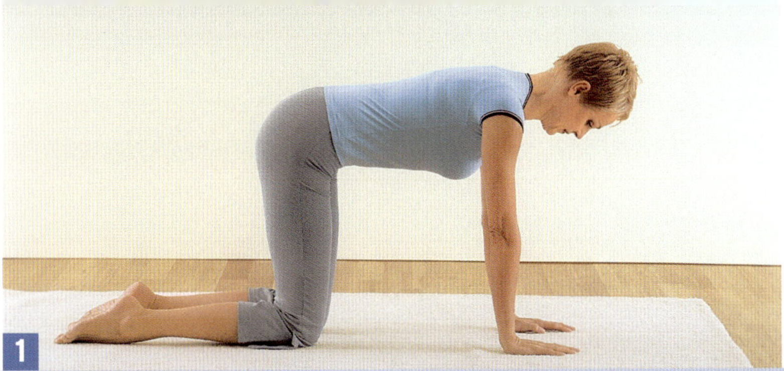

Die Wirbelsäule strecken – den Körper in die Länge ziehen

1 Zur richtigen Ausrichtung des Körpers vor und während einer Pilates-Übung gehört auch, dass die Wirbelsäule gestreckt und der gesamte Körper in die Länge gezogen wird. Wenn Sie stehen, stellen Sie sich vor, dass Sie Ihren Scheitel am Hinterkopf nach oben in Richtung zur Decke schieben und Ihr Steißbein nach unten zum Boden. Üben Sie das In-die Länge-Ziehen des Körpers im Stehen. Probieren Sie es dann auch im Vierfüßlerstand aus (siehe Foto oben).

Konzentrieren und entspannen

Während des Trainings lenken Sie Ihre Konzentration ganz auf Ihren Körper und auf die Bewegung. Sie werden spüren, dass Sie sich dabei automatisch entspannen. Beim Pilates-Training ist es nicht wichtig, eine Übung möglichst häufig zu wiederholen. Was zählt, ist die Qualität der Bewegung. Die Übungen werden immer unter Einbeziehung aller hier dargestellten Grundlagen durchgeführt. Das erfordert höchste Konzentration. Wiederholen Sie die Übungen immer nur so häufig, wie sie Ihnen guttun und solange Sie in der Lage sind, sich zu konzentrieren und die Zentrierung beizubehalten.

Die Bewegung kontrollieren und steuern

Eine Bewegung präzise durchzuführen und sie vom Beginn bis zum Abschluss exakt steuern und kontrollieren zu können – dieses Prinzip spielt beim Pilates-Training eine große Rolle. Joseph Pilates wollte, dass der Kopf vorgibt, was der Körper tut. Dies tatsächlich auch umzusetzen ist anfangs nicht einfach. Mit längerer Übungsdauer wird es Ihnen jedoch immer leichter fallen, weil der Körper lernt, sich auf Ihre Vorgaben einzustellen und sich daran anzupassen.

Noch einige Hinweise, bevor es losgeht

Für das Pilates-Training brauchen Sie nicht viel. Nur einen Raum, in dem Sie genug Platz haben, eine Gymnastikmatte, auf der Sie bequem liegen können, und Sportkleidung, die Sie nicht einengt.

- Wählen Sie einen Raum Ihrer Wohnung, in dem Sie sich besonders wohl fühlen und in dem Sie nicht gestört werden. Räumen Sie Gegenstände, die Sie behindern zur Seite. Der Raum sollte gut belüftet sein. Die Zimmertemperatur muss angenehm sein, auf keinen Fall dürfen Sie frieren.
- Eine leichte und bequeme Gymnastikmatte können Sie in jedem Sportfachgeschäft kaufen.
- Die Sportkleidung, die Sie während des Trainings tragen, darf Sie nicht in Ihrer Bewegungsfreiheit einschränken. Schlecht sind Hosen, die am Bauch, in der Taille oder am Po einschneiden oder die das tiefe Atmen behindern. Andererseits sollte die Kleidung nicht zu weit und locker geschnitten sein. Denn Sie können sich selbst am besten optisch kontrollieren, wenn Ihre Hose und das Oberteil eng anliegen. Auch eine Kontrolle im Spiegel ist dann viel besser möglich. Heute gibt es Sportkleidung aus synthetischem Spezialmaterial, das sich weich an den Körper anschmiegt, diesen aber nicht einengt oder behindert. Erkundigen Sie sich in einem Sportfachgeschäft nach einer langen Hose und einem Shirt, das warm hält. Sie sollten das Pilates-Training ohne Schuhe durchführen. Wenn Sie schnell kalte Füße bekommen, sind dicke Socken sinnvoll.

Wie viele Wiederholungen, wie oft und wie lange trainieren?
Für das Pilates-Training gibt es keine, wie bei anderen Workouts üblich, genauen Vorgaben, wie oft Sie eine Übung wiederholen sollten. Das Wichtigste ist, dass Sie die Übung richtig und exakt durchführen. Die Wiederholungszahl hängt von Ihrer Belastbarkeit, der Regelmäßigkeit Ihres Trainings und Ihrer Motivation ab. Deshalb werden

hier zur Übungshäufigkeit nur Zirkaangaben gemacht. Es bleibt Ihnen selbst überlassen, die für Sie passende Wiederholungszahl festzulegen. Wenn Sie sich fit fühlen und die Zentrierung gut halten können, wiederholen Sie die Übung häufiger. Wenn Sie sich nicht gut fühlen oder spüren, dass Sie das Powerhouse nicht mehr aktiv halten können, machen Sie weniger Wiederholungen.
Wichtig ist es vor allem, dass Sie regelmäßig aktiv sind. Wenn Sie es schaffen, 2- bis 3-mal pro Woche etwa 30 bis 45 Minuten lang zu üben, ist das toll. Es kommt vor allem darauf an, dass das Trainingspensum in Ihren persönlichen Tages- und Wochenablauf passt. Wählen Sie die Trainingsdauer und -häufigkeit entsprechend. Wenn Sie täglich nur 15 Minuten erübrigen können, nutzen Sie diese Zeit aus, versuchen Sie jedoch an möglichst vielen Tagen zu trainieren. Wenn Sie während der Woche gar nicht, aber am Wochenende viel Zeit haben, üben Sie eben nur samstags und sonntags. In diesem Fall sollten Sie sich allerdings an jedem der beiden Tage eine ganze Stunde Zeit für Ihr Training nehmen. Üben Sie nie direkt nach dem Essen.

Wann ist Pilates nicht sinnvoll?

Wenn Sie älter als 50 Jahre sind und lange keinen Sport getrieben haben, sollten Sie sich vor dem Start von einem Arzt durchchecken lassen. Das ist wichtig, um schwere gesundheitliche Beeinträchtigungen auszuschließen, die gegen die Aufnahme eines Pilates-Trainings sprechen könnten. Wer unter Osteoporose leidet, sollte vorab unbedingt den Arzt konsultieren. Denn: Bei dieser Krankheit besteht erhöhte Knochenbruchgefahr, das Pilates-Training ist dann nicht sinnvoll (siehe S. 24). Auch andere chronische Krankheiten, wie die Koronare Herzkrankheit, können gegen ein Training sprechen. Wer Fieber hat oder unter einer akuten Erkrankung leidet, sollte das Training verschieben, bis er wieder richtig gesund ist.

Warm-up und vorbereitende Übungen

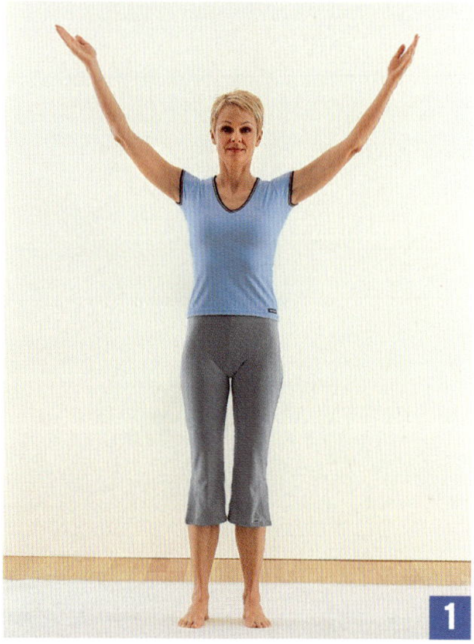

1

Bevor Sie mit den Pilates-Übungen beginnen, sollten Sie das Warm-up und die vorbereitenden Übungen durchführen. Die Aufwärmübungen mobilisieren die wichtigsten Gelenke und regen den Gelenkstoffwechsel an. Die vorbereitenden Übungen helfen Ihnen, zur Ruhe zu kommen und sich der wichtigsten Trainingsgrundlagen bewusst zu werden.

Das Warm-up

Tief atmen

1 Stellen Sie sich aufrecht hin, Ihre Füße sind hüftbreit geöffnet. Die Knie sind leicht gebeugt.
Atmen Sie tief ein und heben Sie dabei die Arme seitlich bis über den Kopf an. Mit dem Ausatmen die Arme über die Seite wieder absenken.
Wiederholen Sie dies 3-mal.

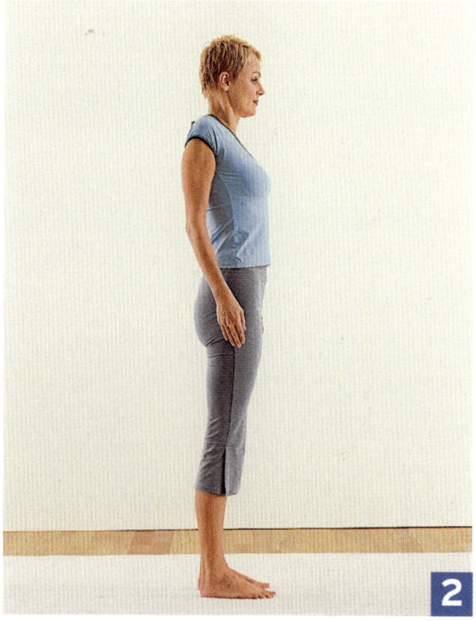

2

Schultern kreisen

2 In der gleichen Ausgangsposition wie oben kreisen Sie Ihre Schultern in möglichst großen Bewegungen rückwärts. Mit dem Einatmen die Schultern nach oben anheben und mit dem Ausatmen nach hinten und unten senken. 5-mal ausführen.
Nun während der Schulterkreise die Bewegung der Schultern nach hinten und unten ein wenig verstärken, indem Sie Ihre Schultern beim Ausatmen bewusst weiter nach unten ziehen. Noch einmal 5 Wiederholungen.

Arme kreisen

1 Im Stand die Knie beugen und die gestreckten Arme im Wechsel rückwärts kreisen lassen. Sie atmen ein, wenn der Arm sich nach vorn hebt, und aus, wenn er nach hinten gesenkt wird. 5-mal mit jedem Arm ausführen.

Beinschwung

2 Stehen Sie mit leicht gebeugtem Knie auf dem linken Bein und schwingen Sie das rechte Bein nach vorn und dann nach hinten. Etwa 10-mal ausführen. Dann die Seite wechseln. Noch einmal 10 Wiederholungen.

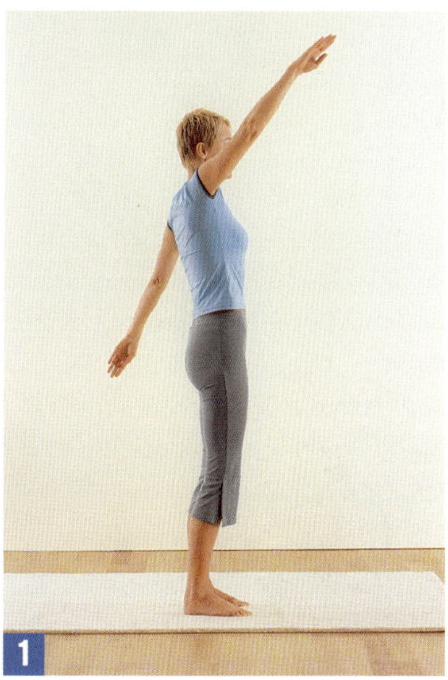

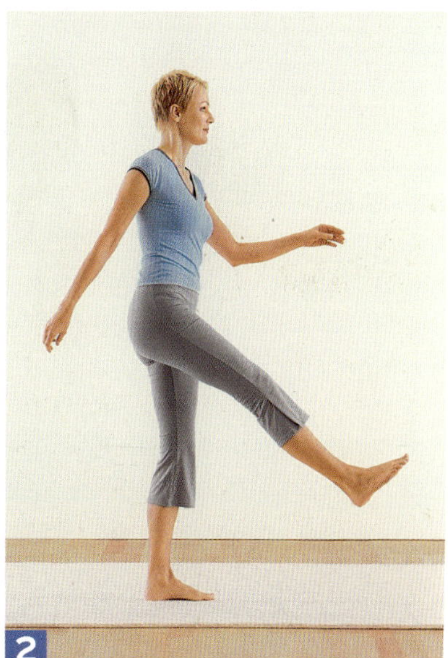

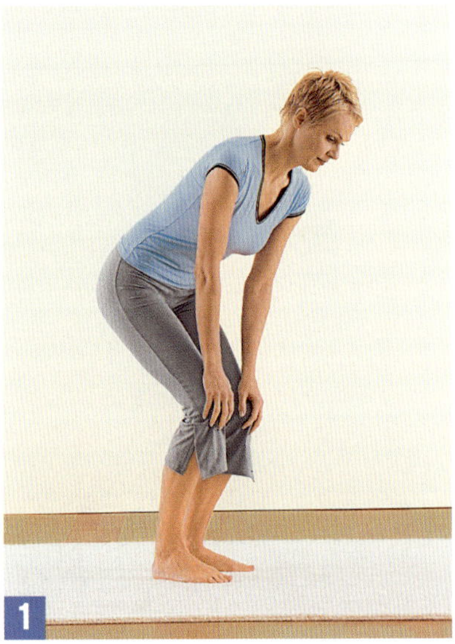

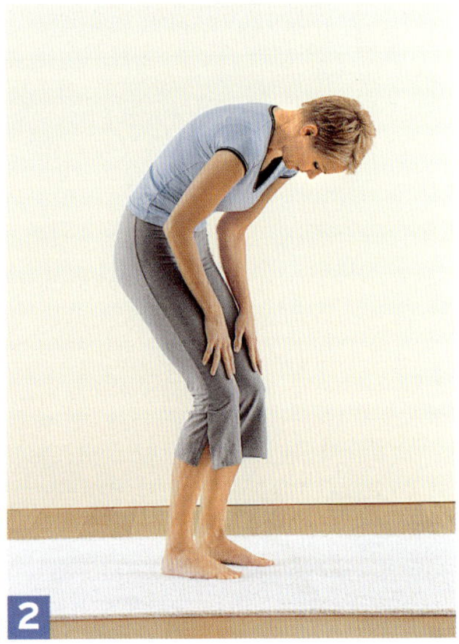

Kniekreise

1 Beugen Sie Ihre Knie und legen Sie beide Hände auf die Knie. Der Rücken bleibt gerade. Nun die Knie 5-mal in die eine und 5-mal in die andere Richtung kreisen.

Rückenwelle

2 Stützen Sie sich bei gebeugten Knien mit beiden Händen auf den Oberschenkeln ab. Nun den Bauchnabel nach innen zur Wirbelsäule und nach oben ziehen. Dabei wird der untere Rücken rund. Mit rundem Rücken langsam nach oben kommen, die Hände wandern auf den Oberschenkeln aufwärts. Bauchspannung beim Hochrollen halten. Mit geradem Rücken die Hände wieder aufsetzen. 5- bis 8-mal.

Die vorbereitenden Übungen

Armpendel

1 In der Rückenlage mit aufgestellten Füßen sind beide Arme nach oben angehoben, die Handinnenflächen zeigen zueinander.

2 Atmen Sie aus, ziehen Sie den Bauchnabel nach innen und oben und führen Sie gleichzeitig den rechten Arm über den Kopf nach hinten, bis er parallel zum Boden gehalten und lang ausgestreckt ist. Es ist wichtig, dass die Rippenbögen sich nicht nach oben heben, sondern durch die Zentrierung aktiv zum Boden bewegt werden. Die Brustwirbelsäule bleibt am Boden liegen und der untere Rücken weicht nicht ins Hohlkreuz aus.

Mit dem Ausatmen wird der Arm wieder in die Ausgangsposition zurückbewegt.
Anschließend die Übung mit dem linken Arm durchführen. Wiederholen Sie die Übung mit jedem Arm etwa 5-mal.

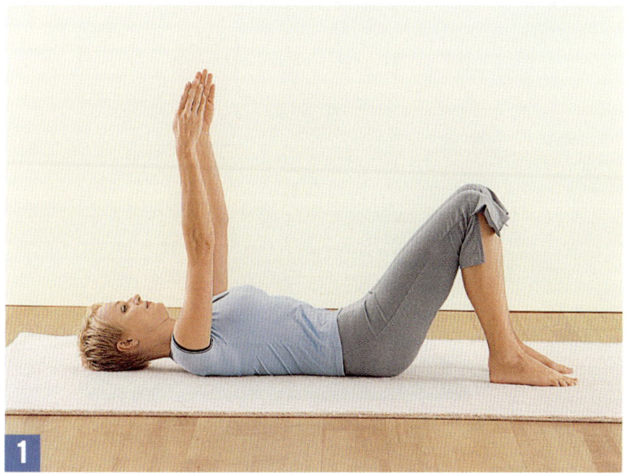

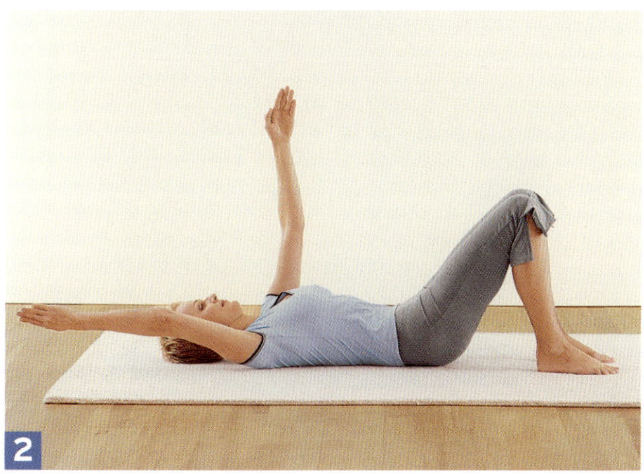

Schulterblätter heben und senken – Teil 1

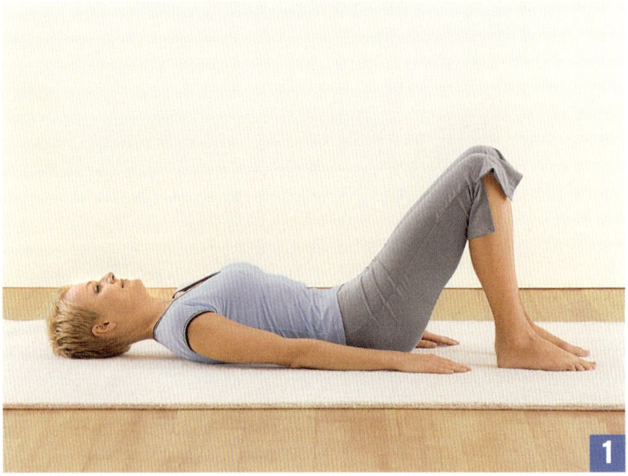

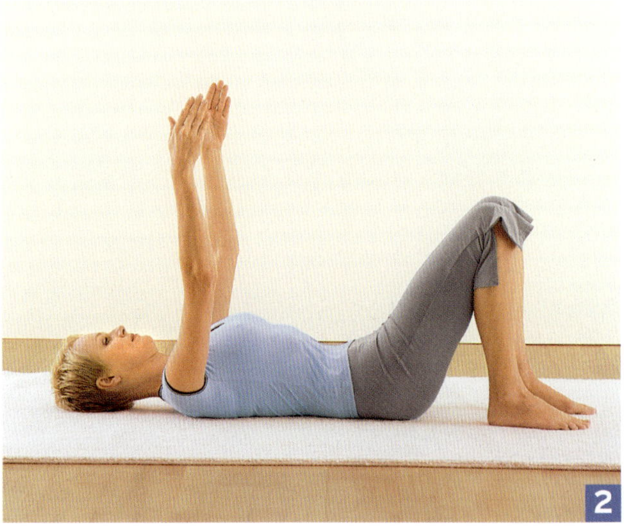

1 Legen Sie sich auf den Rücken und stellen Sie beide Füße mit etwas Abstand zueinander auf den Boden auf. Finden Sie die optimale Position für Ihren Kopf: Bewegen Sie ein paar Mal zunächst das Kinn nach oben zur Decke und dann nach unten zum Hals. Suchen Sie die Position in der Mitte, in der sich Ihr Nacken möglichst lang und entspannt anfühlt.
Sie spüren, dass Ihr Rumpf an drei markanten Punkten Kontakt mit dem Boden hat: am Kreuzbein, im Bereich der Brustwirbelsäule und am Hinterkopf.

Teil 2

2 Heben Sie beide Arme nach oben an, die Fingerspitzen zeigen zur Decke und die Handflächen zueinander.
Ihre Schulter-, Nacken- und Gesichtsmuskeln sind dabei ganz locker und entspannt. Der Abstand zwischen Ihren Schultern und den Ohren bleibt groß.

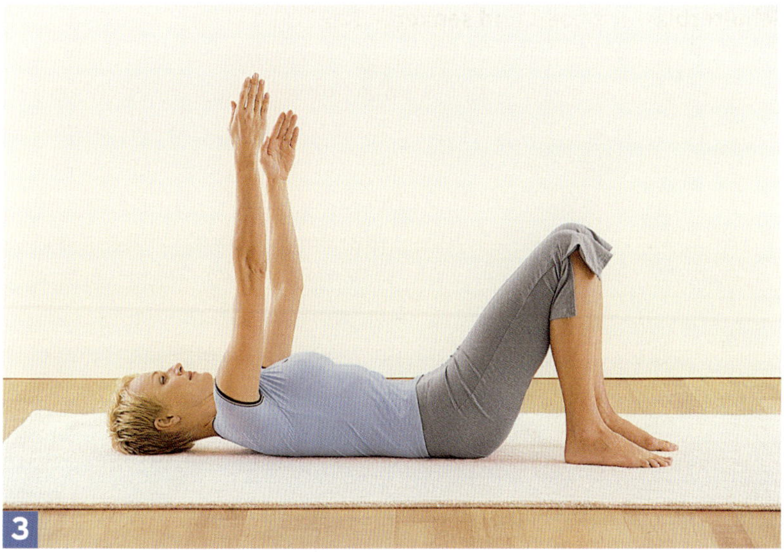
3

Teil 3

3 Atmen Sie ein. Bewegen Sie Ihr rechtes Schulterblatt sanft nach außen und heben Sie es dann vom Boden ab. Der rechte Arm zieht in Richtung Decke. Mit dem Ausatmen lassen Sie das rechte Schulterblatt langsam und vollständig wieder auf den Boden zurücksinken. Die ganze Übung etwa 5-mal mit jedem Schulterblatt wiederholen.

TIPP

Stellen Sie sich vor, dass Ihr Arm von einem unsichtbaren Faden, der an der Hand befestigt ist, nach oben gezogen wird. Wenn sich der Faden lockert, wird das Schulterblatt locker und vollständig auf dem Boden abgelegt.

Als Hilfe können Sie ein kleines Kissen unter Ihren Kopf legen.

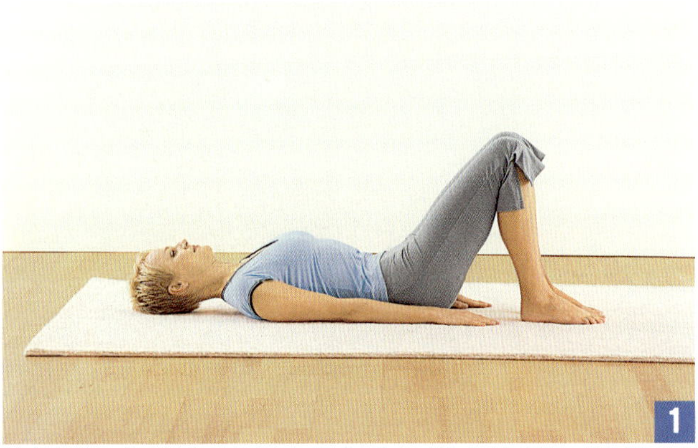

1

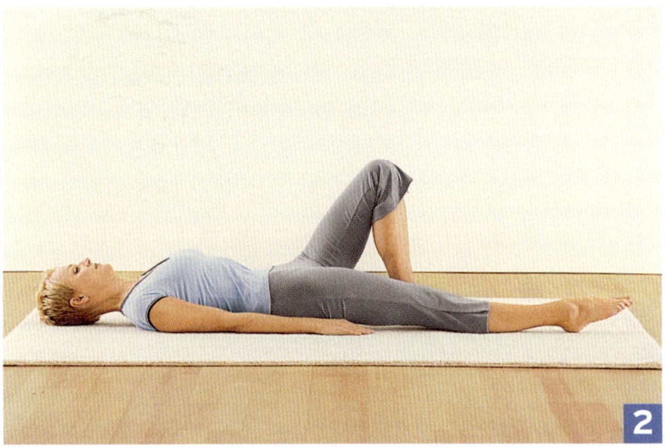

2

! Das sollten Sie beachten!

Achten Sie darauf, dass der unterste hintere Rippenbogen auf dem Boden bleibt, während Sie das Bein nach vorn schieben. Falls das nicht klappt, strecken Sie das Bein nicht ganz aus, sondern lassen Sie es leicht gebeugt!

Das Bein strecken

1 Atmen Sie ein und richten Sie dabei den Körper gut aus, das heißt, schieben Sie Ihren Scheitel nach oben und die Fingerspitzen nach unten. Mit dem folgenden Ausatmen ziehen Sie den Bauchnabel nach innen und oben und bringen Becken und Wirbelsäule in die richtige Position.

2 Schieben Sie gleichzeitig Ihr rechtes Bein lang über den Boden und strecken Sie es langsam nach unten aus - jedoch nur so weit, dass Sie die Zentrierung halten können. Wirbelsäule und Becken bewegen sich dabei nicht. Beckenknochen und Schambein bleiben auf einer Ebene.

Mit dem Einatmen das Bein wieder über den Boden zum Körper heranführen. Dann Ausatmen und das linke Bein nach vorn gleiten lassen. Einatmen und wieder zurückführen. Wiederholen Sie die Übung mit jedem Bein etwa 5-mal.

Beine heben und senken

1 Versuchen Sie, in der Rückenlage mit aufgestellten Füßen zunächst einmal die richtige Position Ihres Beckens zu finden. Schaukeln Sie dazu wieder mit dem Becken hin und her und pendeln Sie sich schließlich genau in der neutralen Beckenposition ein, in der sich die Beckenknochen und das Schambein auf einer Höhe befinden (siehe dazu S. 36).

2 Atmen Sie ein. Schieben Sie dabei Ihren Hinterkopf auf der Matte nach oben, sodass Ihr Nacken ganz lang wird, und schieben Sie gleichzeitig die Fingerspitzen über die Matte nach unten. Mit dem Ausatmen den rechten Fuß vom Boden lösen und das rechte Knie so hoch anheben, dass es sich genau über der Hüfte befindet. Dann einatmen.

Mit dem nächsten Ausatmen stellen Sie den rechten Fuß wieder auf den Boden auf. Wiederholen Sie die Übung danach mit dem linken Bein.
Versuchen Sie, während der gesamten Übung die Zentrierung zu halten. Wiederholen Sie die Übung mit jedem Bein etwa 5-mal.

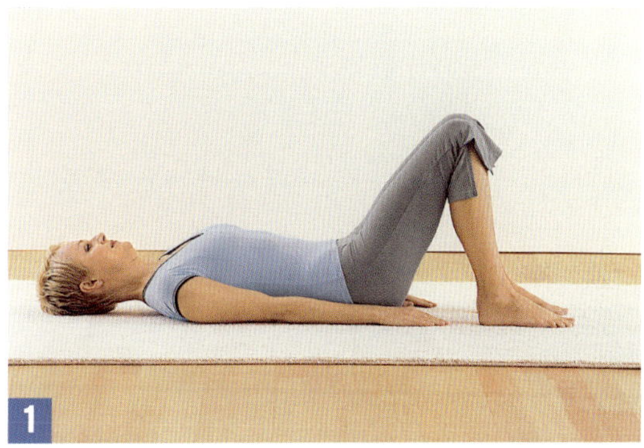
1

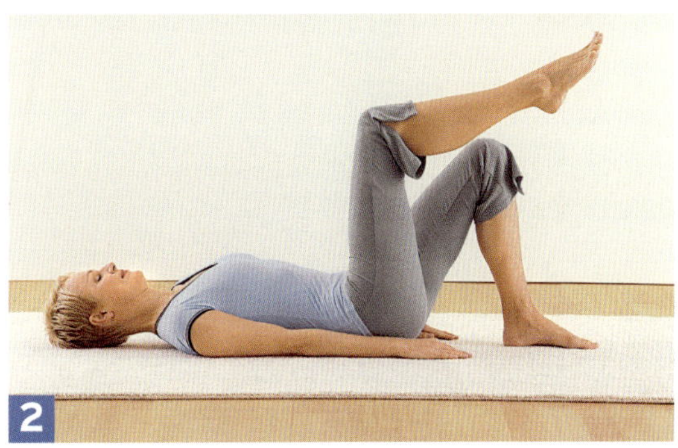
2

TIPP

Wenn Sie unsicher sind, ob Sie die Zentrierung während der Übung richtig halten, legen Sie zur Selbstkontrolle beide Hände fächerförmig zwischen Beckenknochen und Schambein auf den unteren Bauch. Befinden sich die Knochen und das Schambein auf einer Höhe? Dann ist Ihr Powerhouse aktiviert.

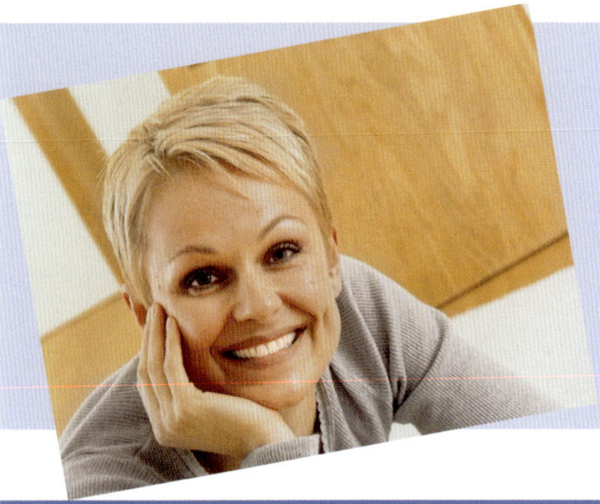

Die besten Übungen für Gelenke und Knochen

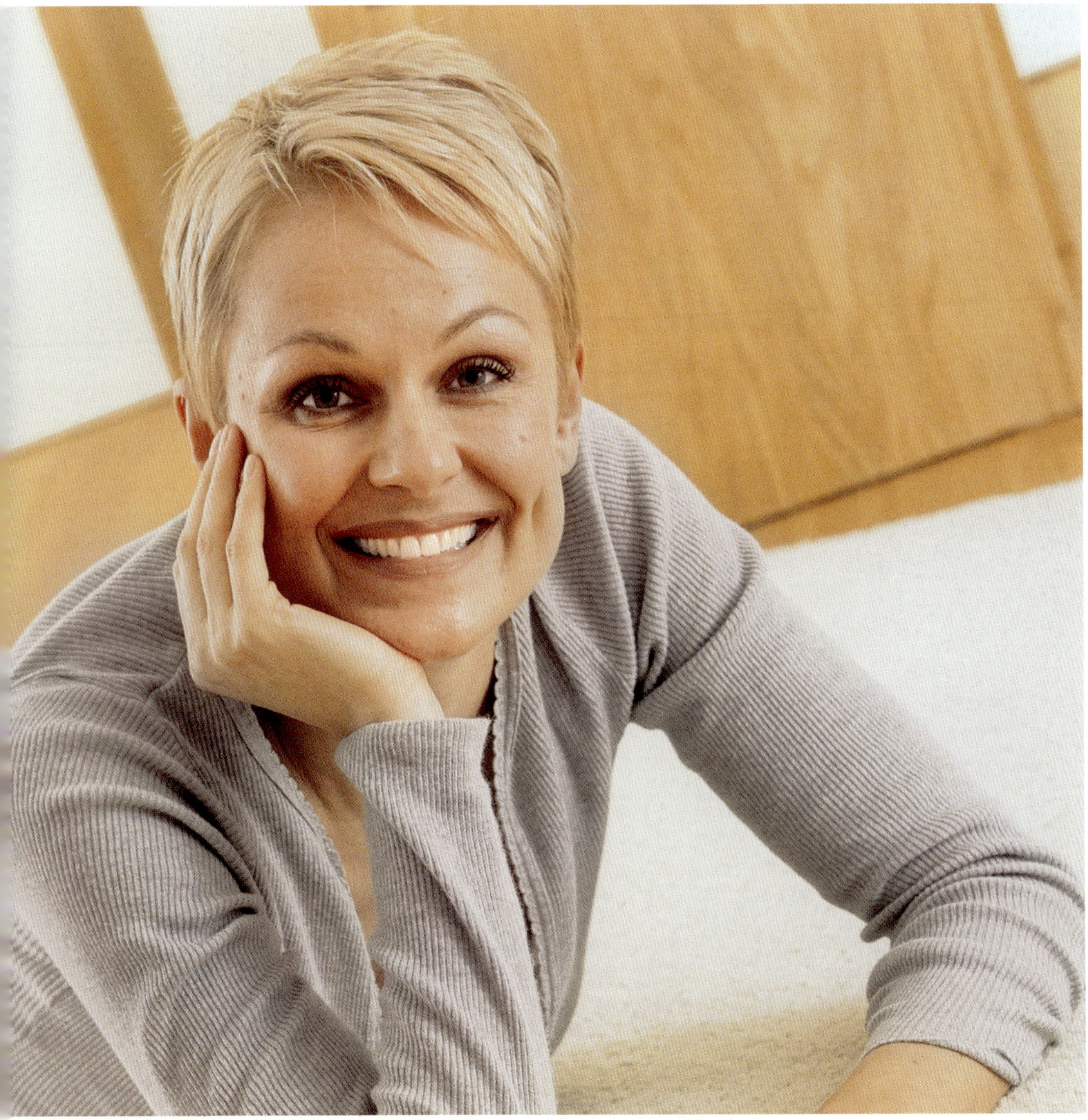

Die 10 Top-Übungen für gesunde Gelenke

Im Folgenden stellen wir Ihnen einige Pilates-Übungen vor, mit denen Sie Ihren Gelenken etwas Gutes tun. Dies sind teilweise Übungen aus dem Pilates-Mattenprogramm, die von Joseph Pilates entwickelt worden sind. Teilweise sind es Übungen, die verändert, an neueste medizinische und sportwissenschaftliche Erkenntnisse angepasst, vereinfacht oder neu entwickelt worden sind. Viel Spaß beim Üben!

Armkreise - Arm Circles

Bei dieser Übung wird der ganze Körper zunächst einmal durch das Einnehmen der neutralen Beckenposition und durch die Aufrichtung der Wirbelsäule in eine achsengerechte Position gebracht. Dadurch werden die Gelenke optimal ausgerichtet. Zusätzlich werden die Schultergelenke in großem Bewegungsumfang aktiviert. Auf diese Weise bildet sich verstärkt Gelenkflüssigkeit, die der Knorpel zu seiner Ernährung braucht.

1 Legen Sie sich auf den Rücken und stellen Sie beide Füße mit etwas Abstand zu einander auf den Boden auf. Atmen Sie ein und

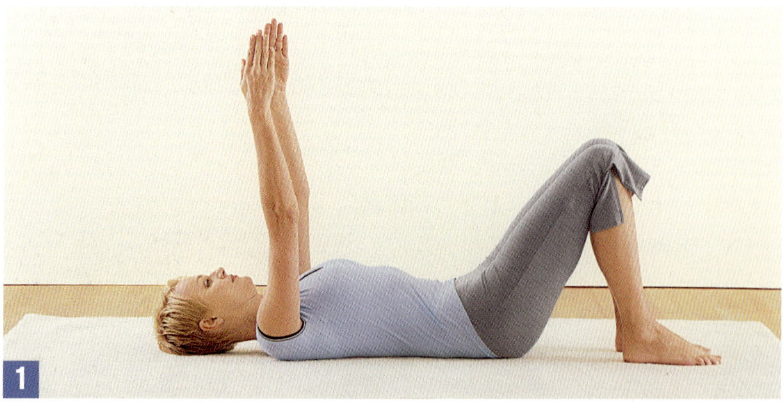

1

heben Sie beide Arme so an, dass die Handgelenke sich senkrecht über den Schultergelenken befinden. Die Handinnenflächen zeigen zueinander. Mit dem Ausatmen bewegen Sie den Bauchnabel nach innen und oben und bringen das Becken in die richtige Position. Der Nacken ist gestreckt, der Scheitel zieht nach oben.

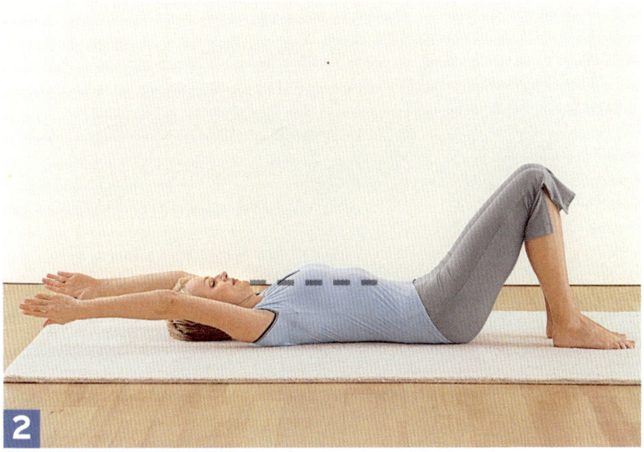
2

2 Atmen Sie nun in den Brustkorb ein und führen Sie mit dem nächsten Ausatmen beide Arme lang nach hinten. Achten Sie darauf, dass die Brustwirbelsäule während dieser Bewegung am Boden bleibt und dass die Schultern nicht zu den Ohren nach oben wandern.

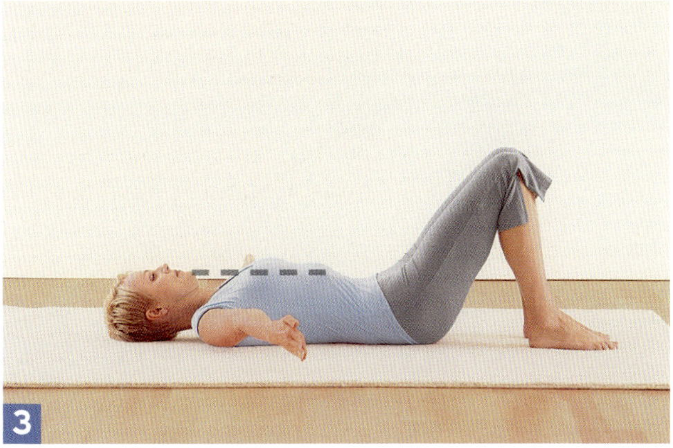
3

3 Einatmen und dabei die Arme langsam in einem Halbkreis über die Seiten öffnen, an den Körper heranführen und in die Ausgangsposition nach oben zurückbewegen. Die Arme bleiben dabei locker.

Wiederholen Sie die Übung etwa 5- bis 8-mal.

> **! *Das sollten Sie beachten!***
>
> **Der unterste hintere Rippenbogen bleibt am Boden! Befinden sich das Schambein und die Beckenknochen auf einer Höhe? Kinn und Brustbein sind ungefähr auf einer Linie.**

Beinkreise – Single Leg Circles – die einfache Variante

Diese Übung ist ein tolles Training für die Hüftgelenke. Der Oberschenkelhalskopf wird im Hüftgelenk bewegt. Dadurch bildet sich Gelenkflüssigkeit, der Knorpel wird optimal ernährt. Die Beweglichkeit der Hüftgelenke und die Dehnfähigkeit der Hüftmuskeln verbessert sich.

1 In der Rückenlage stellen Sie einen Fuß auf und strecken das andere Bein lang nach oben aus. Dabei befindet sich das Knie möglichst direkt senkrecht über der Hüfte. Die Arme liegen seitlich neben dem Körper, die Handflächen zeigen zum Boden. Richten Sie zunächst wieder Ihren Körper optimal aus, indem Sie die Schulterblätter nach unten bewegen und den Scheitel lang nach oben ziehen. Strecken Sie Ihre Fußspitze aus.

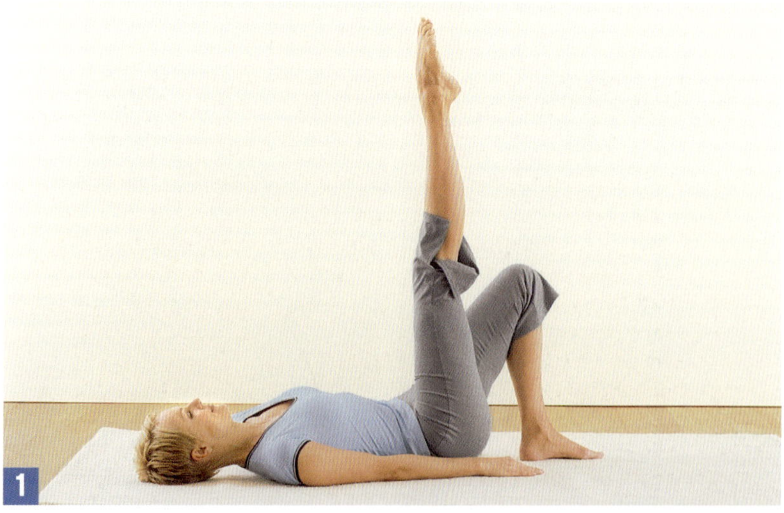

2 Mit dem nächsten Ausatmen bauen Sie Ihre Zentrierung auf, indem Sie den Bauchnabel nach innen und oben ziehen und die Rippenbögen auf der Körpervorderseite nach unten in Richtung auf die Hüftknochen zu bewegen. Dann beginnen Sie, mit dem ausgestreckten Bein kleine Kreise nach außen auszuführen. Mit dem Einatmen führen Sie das Bein über unten zurück zur Ausgangsposition. Führen Sie die Übung nur so lange aus, wie Sie die Zentrierung halten können.
Wiederholen Sie diese Übung etwa 5- bis 8-mal mit jedem Bein.

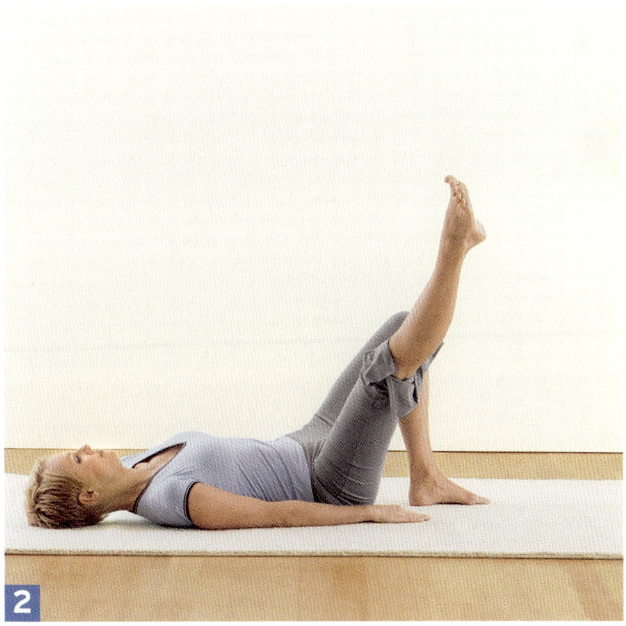
2

TIPP

Anfänger sollten zunächst einmal nur kleine Kreise machen. Die Herausforderung bei dieser Übung besteht darin, das Becken stabil zu halten und durch die Muskelspannung in der Körpermitte zu verhindern, dass das Becken nach rechts und links schaukelt, während das Bein die Kreise malt. Deshalb wird die Übung umso schwieriger, je größer die Kreise sind und je tiefer Sie Ihr Bein nach unten bewegen.
Wenn Sie im Lauf der Zeit spüren, dass Sie die Zentrierung gut halten können und Ihr Becken ganz stabil und ruhig auf dem Boden liegen bleibt, können Sie die Kreise erweitern. Dabei werden die Hüftgelenke dann mit größerem Bewegungsumfang mobilisiert. Das verbessert ihre Beweglichkeit und dehnt die gelenknahen Muskeln.

! Vorsicht!

Falls Sie eine Hüftgelenksprothese haben, sollten Sie diese Übung nicht durchführen!

Beinkreise - Single Leg Circles - die Orginal-Pilates-Übung

Die Durchführung dieser Variante der Beinkreise erfordert ein höheres Maß an Beweglichkeit der Hüftgelenke und eine bessere Dehnfähigkeit der Hüft- und Beinmuskeln. Diese Form ist anspruchsvoller, aber auch effektiver. Deshalb sollten Sie erst auf diese Variante »umsteigen«, wenn Sie die erste sicher beherrschen.

1 Legen Sie sich auf den Rücken. Strecken Sie das linke Bein lang nach unten aus und das rechte senkrecht nach oben.

2 Mit dem Ausatmen richten Sie den Körper optimal aus, indem Sie Ihr Powerhouse aktivieren, das Becken in die neutrale Position bringen, den Hinterkopf über den Boden nach oben schieben und die

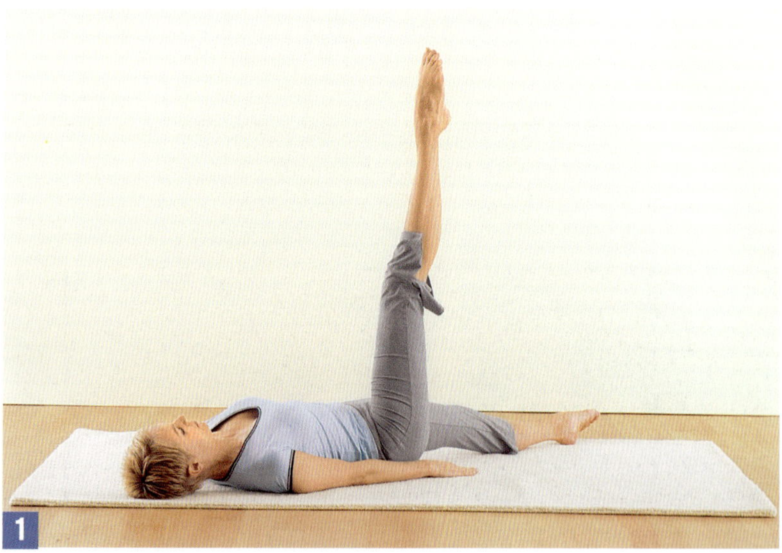

1

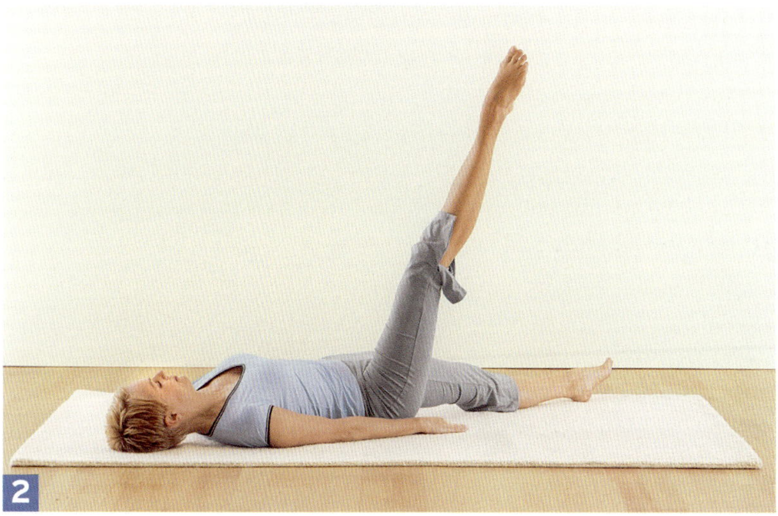
2

Arme lang nach unten ziehen. Das rechte Bein beginnt damit, sich nach außen zu öffnen.

Mit dem Einatmen führen Sie das Bein über unten nach links oben und schließen den Kreis ab.
Wiederholen Sie die Übung etwa 5- bis 8-mal mit jedem Bein.

! *Bewegung hilft gegen Gelenkschmerzen*

Selbst wenn das Gelenk bereits von Verschleiß (Arthrose) betroffen ist, hilft Bewegung.

In einer britischen Untersuchung wurden die Ergebnisse von elf Studien zum Nutzen von Bewegung bei einer Kniearthrose analysiert. Die Ergebnisse: Bei regelmäßigem Walking verringerten sich die Schmerzen bei den Betroffenen um 17 Prozent, bei regelmäßigem Muskeltraining immerhin noch um sieben Prozent.

! Vorsicht!

Wenn Sie akute Bandscheibenprobleme haben, sollten Sie bei dieser Übung vorsichtig sein! Im Zweifel – lieber Ihren Arzt fragen!

Die Wirbelsäule aufrollen – Bridging

Diese Übung verbessert die Beweglichkeit der Wirbelsäule. Dabei werden die kleinen Wirbelgelenke, die die Wirbelkörper miteinander verbinden, aktiviert und mobilisiert. Sie üben, die Wirbelsäule abschnittweise sehr kontrolliert zu bewegen. Das verbessert nicht nur die Beweglichkeit, auch Verspannungen können sich lösen. Außerdem werden die Rückenmuskeln gedehnt und die Rücken- und Pomuskeln gekräftigt.

1 In der Rückenlage stellen Sie die Füße mit etwas Abstand zueinander auf. Die Arme liegen neben dem Körper, die Handflächen zeigen nach unten.

2 Atmen Sie tief ein und bauen Sie mit der Ausatmung die Zentrierung auf, indem Sie den Bauchnabel nach innen und oben ziehen. Das Steißbein kommt nun schon fast wie von allein etwas nach oben - heben Sie es weiter an. Dann folgt das Kreuzbein und der unterste

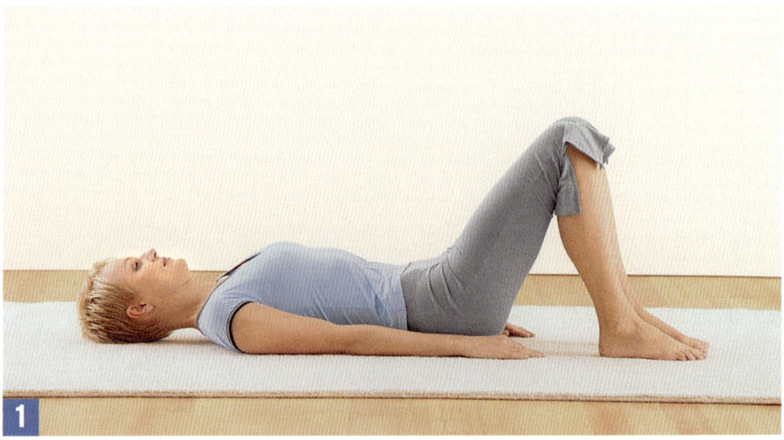

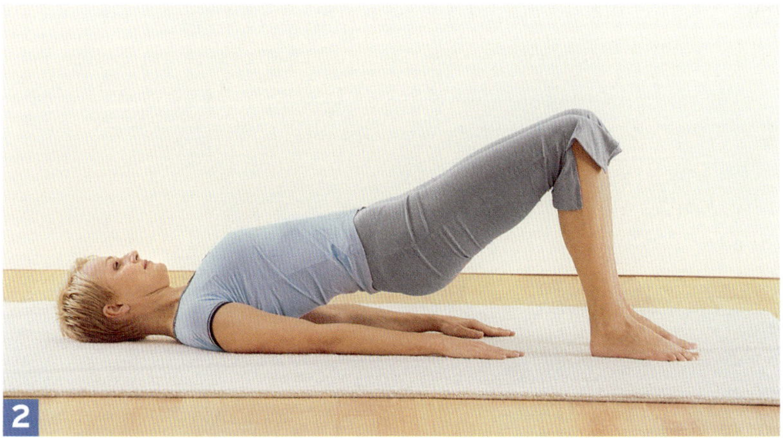

2

Lendenwirbel. Heben Sie nun sehr langsam und konzentriert Wirbel für Wirbel nacheinander an. Versuchen Sie, jeden Wirbelkörper einzeln zu erspüren. Stellen Sie sich vor, dass Sie während des Aufrollens Ihre Knie nach vorn schieben.
Beenden Sie das Aufrollen der Wirbelsäule, wenn Sie den untersten Rand Ihrer Schulterblätter spüren. Denn: Wenn Sie zu weit aufrollen und dabei Ihre Schulterblätter vom Boden lösen, wird die Halswirbelsäule zu stark belastet.

Atmen Sie in dieser Position ein und während Sie ausatmen rollen Sie die Wirbelsäule von oben beginnend wieder ganz langsam und konzentriert Wirbel für Wirbel ab. Dabei wird das Becken so lange wie möglich oben gehalten. Erst, wenn der unterste Teil der Wirbelsäule langsam den Boden berührt, sinkt das Becken ab.

Wiederholen Sie diese Übung etwa 5-mal.

! Stellen Sie sich vor, ...

... dass Ihre Wirbelsäule eine Perlenkette ist. Sie heben jede Perle einzeln an und legen Sie auch einzeln wieder zurück.

! Vorsicht!

Bei Problemen mit den Bandscheiben sollten Sie diese Übung nicht durchführen!

Das Bein in die Länge ziehen - Single Leg Stretch

Durch das wechselseitige Beugen und Strecken der Beine werden die Hüftgelenke mobilisiert. Das Ziehen des Beins in die Länge dehnt die Bein- und Hüftmuskeln und erhält dadurch den Bewegungsradius der Hüftgelenke. Diese Übung kräftigt außerdem die Bauchmuskeln.

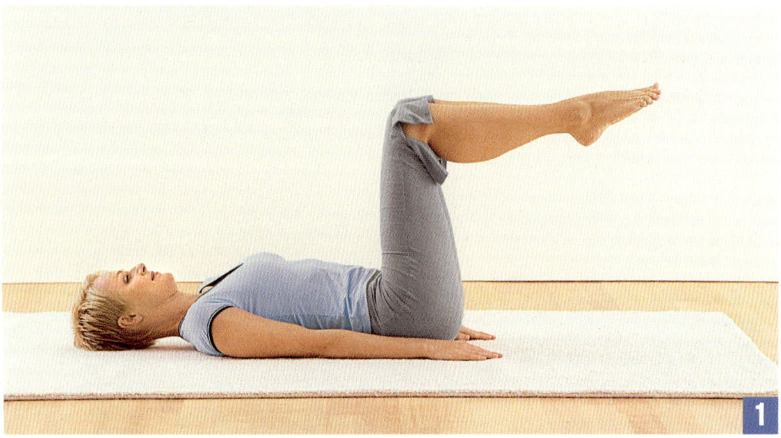

1

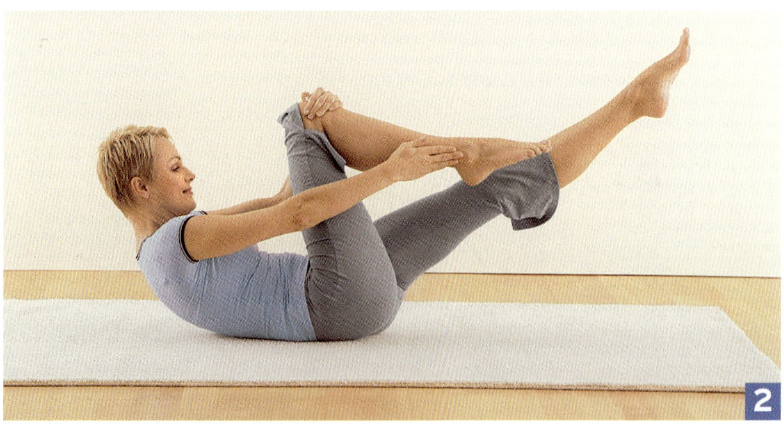

2

1 Legen Sie sich auf den Rücken. Beide Beine sind angehoben. Dabei befinden sich die Knie senkrecht über den Hüftgelenken und zwischen den Ober- und Unterschenkeln bildet sich ein rechter Winkel.

2 Atmen Sie zur Vorbereitung ein. Mit dem Ausatmen den Bauchnabel nach innen und oben ziehen, Kopf und Schultern vom Boden abheben und das linke Bein weit nach vorn ausstrecken. Dabei die Fußspitze lang machen und die Streckung des Beins verstärken. Das rechte Bein bleibt am Körper. Legen Sie die rechte Hand außen an den rechten Fußknöchel, die linke Hand umfasst die Innenseite des rechten Knies. Einatmend das linke Bein an den Körper heranführen.

Mit dem nächsten Ausatmen wechseln Sie die Seite. Das rechte Bein ausstrecken und das linke Knie an den Körper heranführen. Dabei greift die rechte Hand an die Innenseite des Knies und die linke Hand von außen an den Knöchel. Mit dem Einatmen das rechte Bein zurückführen.
Nacken, Schultern und Brust bleiben die ganze Zeit entspannt.
Üben Sie nur so lange, wie Sie die Zentrierung in der Körpermitte halten können. Wiederholen Sie diese Übung etwa 10- bis 20-mal, im Wechsel mit dem rechten und dem linken Bein.

! *Stellen Sie sich vor, …*

… dass Sie Ihr Bein bis in die Unendlichkeit hinein verlängern!

T *TIPP*

Anfänger sollten Ihr Bein zunächst in schräger Linie nach oben ausstrecken. Das ist weniger schwierig.
Wenn Sie im Lauf der Zeit mehr Bauchmuskelkraft aufgebaut haben, schaffen Sie es auch, das Bein weit unten parallel zum Boden in der Luft ausgestreckt zu halten. In dieser Position ist es deutlich schwieriger, das Powerhouse aktiv zu halten.

! Stellen Sie sich vor, ...

... dass über Ihren Hüften eine Wasserwaage liegt. Das Becken befindet sich genau in der Geraden.

Die Schulterbrücke - Shoulder Bridge

Durch das Auf- und Abrollen der Wirbelsäule werden die Wirbelgelenke mobilisiert. Das Halten des Rumpfs in der Schulterbrücke kräftigt Rücken-, Bein- und Pomuskeln. Starke Muskeln im unteren Rücken und rund um die Hüften stabilisieren die Hüftgelenke und den Rücken. Durch die großen Beinbewegungen werden die Hüftgelenke beweglich gemacht und die zugehörigen Muskeln gedehnt.

1 In der Rückenlage stellen Sie beide Füße mit etwas Abstand zueinander auf. Die Arme liegen seitlich neben dem Körper, die Fingerspitzen zeigen nach unten. Atmen Sie ein und verlängern Sie Ihre Wirbelsäule, indem Sie den Hinterkopf nach oben schieben und die Schulterblätter nach unten.
Mit dem Ausatmen »saugen« Sie Ihren Bauchnabel nach innen und oben ein und heben Ihr Steißbein vom Boden ab. Dabei sinkt der untere Rücken auf den Boden.
Nun langsam nacheinander Wirbel für Wirbel vom Boden lösen. Gehen Sie nur so hoch, dass die unteren Ränder der Schulterblätter noch den Boden berühren. In dieser Position liegt das Schambein höher als der Bauchnabel und beide Beckenknochen befinden sich auf einer Ebene.

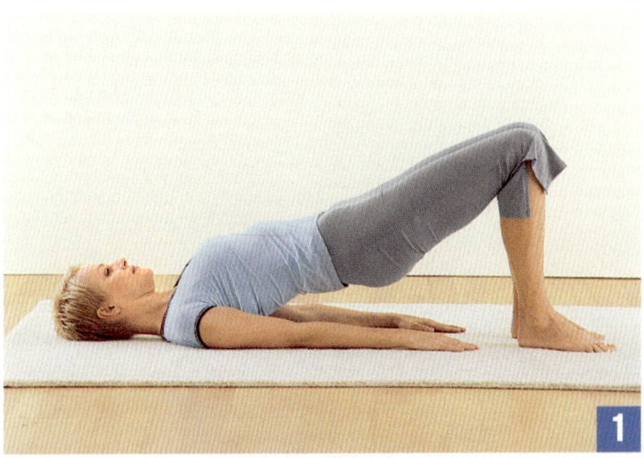
1

2 Verstärken Sie die Zentrierung in der Körpermitte, indem Sie die Rippen nach unten zu den Beckenknochen bewegen. Mit dem Ausatmen heben Sie einen Fuß vom Boden ab und strecken das Bein senkrecht nach oben, die Fußspitze ist gestreckt.

> **!** ***Stellen Sie sich vor, ...***
>
> **... dass Ihre Fußspitze sich bis in die Unendlichkeit hinein verlängert.**

3 Einatmen, dabei die Fußspitze an den Körper heranziehen. Mit dem Ausatmen senken Sie das Bein ganz langsam ab. Dabei die Ferse in die Länge ziehen. Bringen Sie das Bein so tief nach unten, bis beide Knie auf einer Höhe sind.

Atmen Sie wieder ein, strecken Sie erneut Ihre Fußspitze und heben Sie das Bein erneut bis in die Senkrechte an.
Wiederholen Sie die Übung so häufig, wie Sie die Zentrierung halten können, etwa 3- bis 6-mal.

Danach stellen Sie den Fuß wieder auf dem Boden auf und rollen anschließend die Wirbelsäule ganz langsam und konzentriert Wirbel für Wirbel von oben angefangen zurück auf den Boden.
Wiederholen Sie die Übung danach auch mit dem anderen Bein.

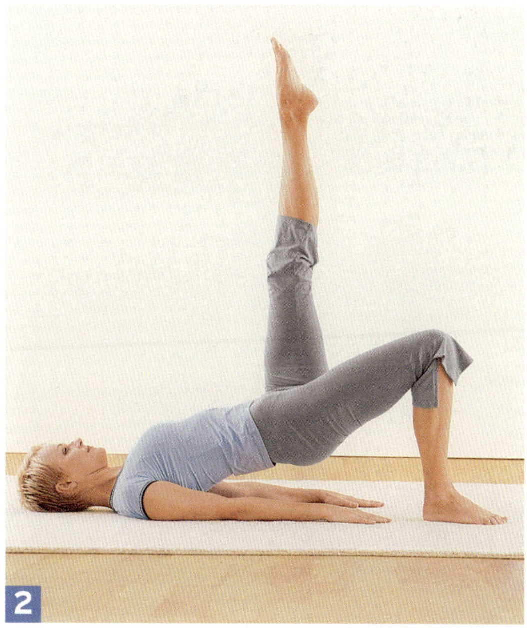

2

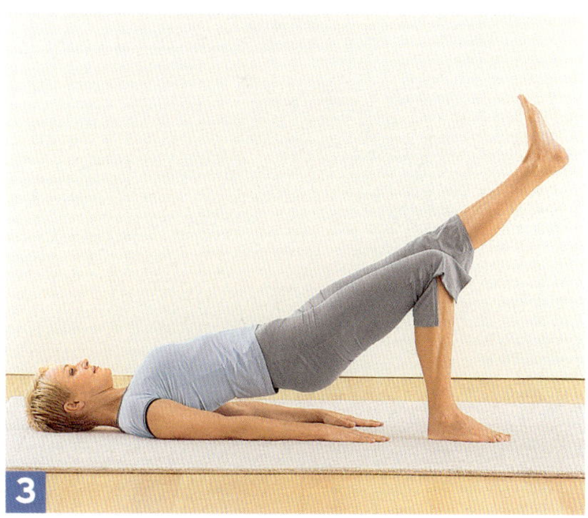

3

Aufrollen mit Unterstützung - Roll up

Diese Übung kräftigt den Bauch und mobilisiert die Wirbelsäule. Die Beweglichkeit des Rückens wird verbessert, vor allem im unteren Bereich, im Übergang vom Steißbein zur Lendenwirbelsäule. Dadurch können sich Muskelverspannungen lösen.

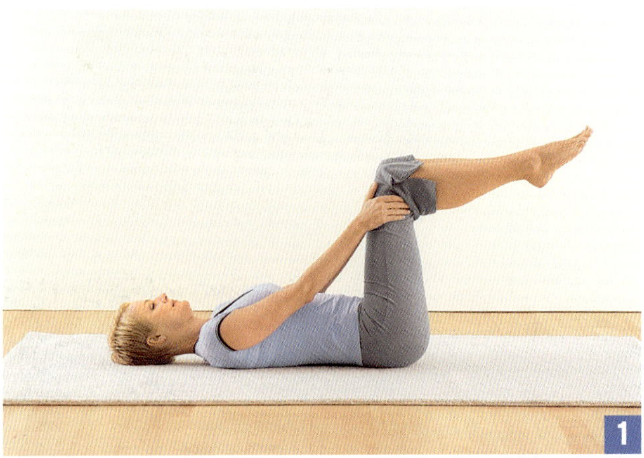

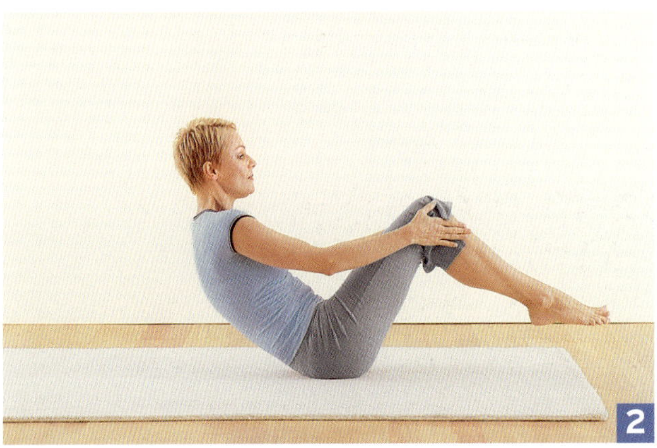

1 In der Rückenlage heben Sie beide Beine an und fassen seitlich an die Knie.

2 Mit dem Ausatmen aktivieren Sie Ihre Kernspannung und ziehen den Bauchnabel nach innen. Lassen Sie das Brustbein nach innen sinken, das Kinn bewegt sich zum Hals, Kopf und Schultern heben vom Boden ab. Die Rippen ziehen in Richtung zum Schambein nach unten. Dabei rollen Sie sich aus der Kraft der Körpermitte heraus langsam - Wirbel für Wirbel - nach oben bis in den Sitz.
Stellen Sie dann die Füße auf den Boden ab.
Während des Aufrollens bleibt der Abstand zwischen Ihren Schultern und den Ohren groß und lassen Sie die Schulterblätter tief nach unten sinken. Sie rollen ganz ruhig und sanft nach oben.

3 Atmen Sie ein und setzen Sie sich dabei bewusst aufrecht hin. Sie sitzen auf den Sitzbeinknochen und verlängern die Wirbelsäule, indem Sie Ihren Hinterkopf nach oben in Richtung zur Decke schieben und Ihre Schulterblätter nach hinten und unten bewegen.

Mit der nächsten Ausatmung ziehen Sie die Sitzbeinhöcker bewusst aufeinander zu und ziehen den Bauchnabel unter den Rippenbogen nach oben. Dadurch rundet sich der untere Rücken schon von ganz allein.
Nun legen Sie - von unten beginnend - die Wirbelkörper nacheinander wieder ganz langsam einzeln auf den Boden zurück, bis Sie auf dem Rücken liegen. Gleichzeitig lösen sich die Füße vom Boden und die Knie kommen in die Ausgangsposition zurück.
Wiederholen Sie die Übung etwa 5- bis 8-mal.

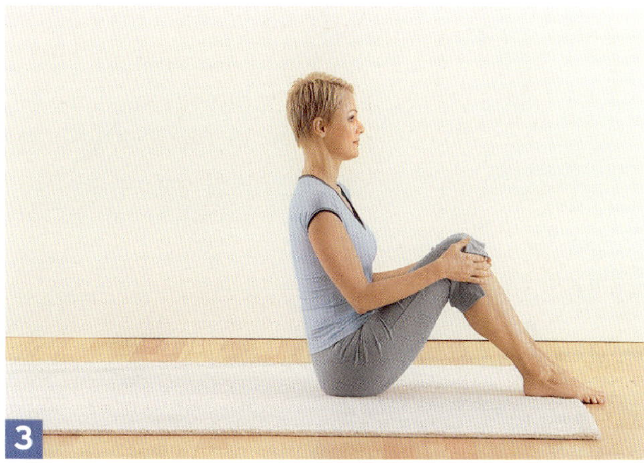
3

! Das sollten Sie beachten!

Rollen Sie nicht mit Schwung nach oben, sondern ganz langsam aus der Kraft Ihrer Körpermitte heraus!

TIPP

Die Übung klappt noch nicht? Das ist kein Problem – dann probieren Sie es zunächst mit einer kleinen Hilfe:
Legen Sie ein zusammengerolltes Handtuch unter Ihre Lendenwirbelsäule. Das erleichtert Ihnen anfangs das Aufrollen.

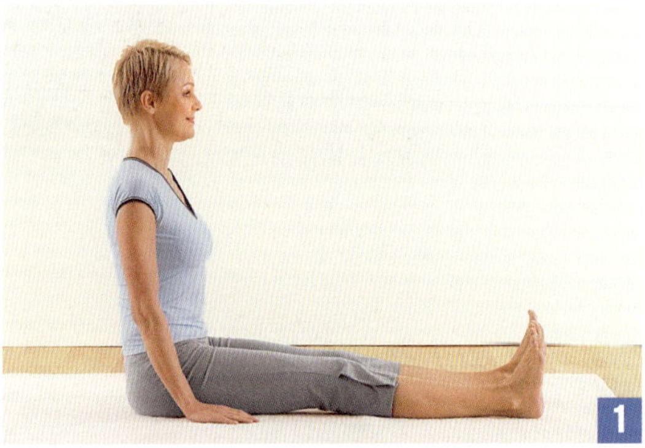

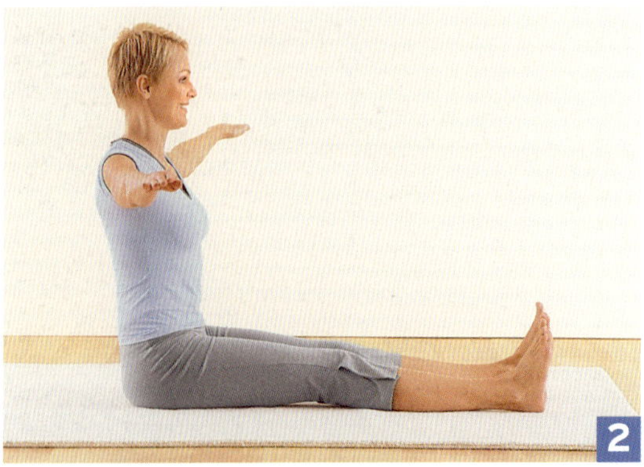

Die Wirbelsäule drehen – Spine Twist

Diese Übung richtet den Körper auf und bringt die Gelenke in die richtige, achsengerechte Position. Die Wirbelsäule wird gestreckt und mobilisiert. Gleichzeitig wird die gesamte Rumpfmuskulatur, vor allem Bauch- und Rückenmuskeln, gestärkt und die Wirbelsäule stabilisiert. Durch die Kopfbewegung wird auch die Halswirbelsäule beweglicher. Das Sitzen mit ausgestreckten, langen Beinen dehnt die Beinrückseite und erhält dadurch die Beweglichkeit der Hüftgelenke.

1 Setzen Sie sich mit etwas mehr als hüftbreit geöffneten Beinen auf den Boden. Die Beine sind lang ausgestreckt. Ziehen Sie Ihre Fußspitzen an den Körper heran und schieben Sie Ihre Fersen weit nach unten weg. Atmen Sie ein und ziehen Sie bewusst Ihre Wirbelsäule in die Länge und Ihre Schulterblätter tief. Sie spüren, dass Ihr Körpergewicht auf beiden Sitzbeinhöckern lastet.

2 Mit dem nächsten Ausatmen lassen Sie Ihre Hände über den Boden nach außen gleiten und heben sie über die Seite bis auf Schulterhöhe an. Dabei zeigen die Handrücken zur Decke. Atmen Sie ein.

TIPP

Sie schaffen es nicht, dass Sie mit ausgestreckten Beinen aufrecht und gerade mitten auf den Sitzbeinhöckern sitzen? Kein Problem, dann beugen Sie Ihre Beine und legen die Fußinnenflächen gegeneinander. Klappt's jetzt besser?

3 Mit dem nächsten Ausatmen aktivieren Sie Ihr Powerhouse, strecken Ihre Wirbelsäule in die Länge und drehen den Oberkörper nach rechts. Dabei folgt der Kopf der Bewegung.

Mit dem Einatmen drehen Sie die Schultern, die Brust und die Taille langsam und kontrolliert wieder zurück in die Mitte.

Mit der nächsten Ausatmung verstärken Sie die Zentrierung und strecken die Wirbelsäule. Dann drehen Sie Oberkörper und Kopf nach links, während das Becken stabil vorn bleibt.
Wiederholen Sie die Übung etwa 5-mal auf jeder Seite.

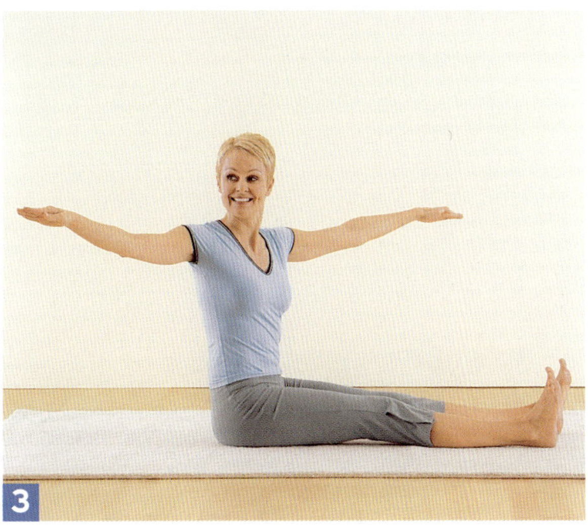

3

! *Stellen Sie sich vor, …*

… dass Sie Ihre Wirbelsäule wie einen Korken in einem Flaschenhals drehen.

! *Das sollten Sie beachten!*

Das Becken bleibt vorn und folgt nicht der Drehung des Oberkörpers zur Seite.

Die vorderen Rippenbögen sollen sich nicht nach oben heben, sondern mit dem Becken muskulär verspannt bleiben. Die Wirbelsäule bleibt während der gesamten Bewegung lang gestreckt.

Falls Sie einen Bandscheibenvorfall oder andere Rückenprobleme haben, sollten Sie bei dieser Übung vorsichtig sein. Führen Sie die Bewegung langsam und sehr kontrolliert durch.

Drehen Sie Ihren Oberkörper in jedem Fall nur so weit, wie das ohne Schmerzen möglich ist.

Schaffen Sie es nicht, mit gestreckten Beinen aufrecht zu sitzen? Dann setzen Sie sich auf ein zusammengefaltetes Badehandtuch. Damit wird's leichter.

! Stellen Sie sich vor, ...

... dass Ihr Bein wie das Pendel einer Uhr hin- und herbewegt wird.

Seitlicher Beinkick - Side Leg Kick

Diese Übung ist ein wunderbares Training für die Hüftgelenke. Durch die Bewegung des Beins nach vorn und hinten wird der Oberschenkelhals in der Gelenkpfanne der Hüfte locker, aber in einem großem Radius hin- und herbewegt. Dadurch wird Gelenkflüssigkeit produziert, der Knorpel wird optimal ernährt und die Beweglichkeit des Gelenks wird verbessert. Außerdem dehnt die Bewegung die Hüftmuskeln, die durch langes Sitzen häufig zu Verkürzungen und Verspannungen neigen.

Bei dieser Übung werden Sie gezwungen, Ihren Körper in der Seitlage stabil und ruhig zu halten. Diese Herausforderung aktiviert die tief liegenden Muskeln, die Stabilisatoren. Die Muskeln rund um die Hüftgelenke und die untere Wirbelsäule werden gekräftigt, das schützt vor Schmerzen und Verletzungen.

1 Legen Sie sich auf die rechte Seite und stützen Sie sich mit Ihrem rechten Unterarm auf dem Boden ab, dabei zeigt der Unterarm nach vorn. Achten Sie darauf, dass der Ellbogen sich direkt unter Ihrer Schulter befindet. Die linke Hand liegt locker auf dem Boden.

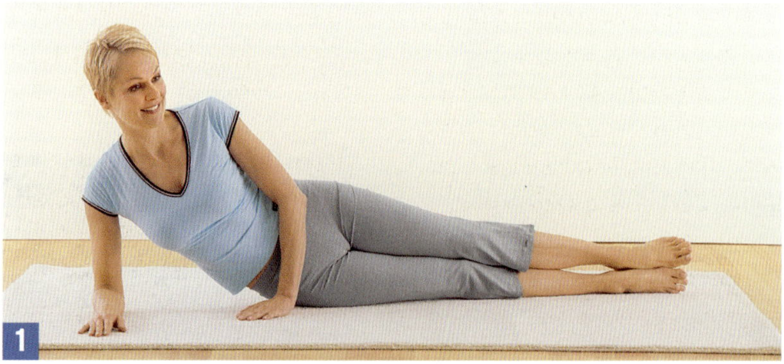

1

Ziehen Sie den Körper in die Länge, indem Sie den Oberkörper aufrichten. Die Taille hängt nicht durch, sondern ist aktiv angehoben. Die Schultern nach unten schieben und von den Ohren wegbewegen.

Mit dem Ausatmen aktivieren Sie Ihr Powerhouse, ziehen Ihren Bauchnabel nach innen und oben und heben das obere linke Bein aus der Kraft der Körpermitte heraus an.

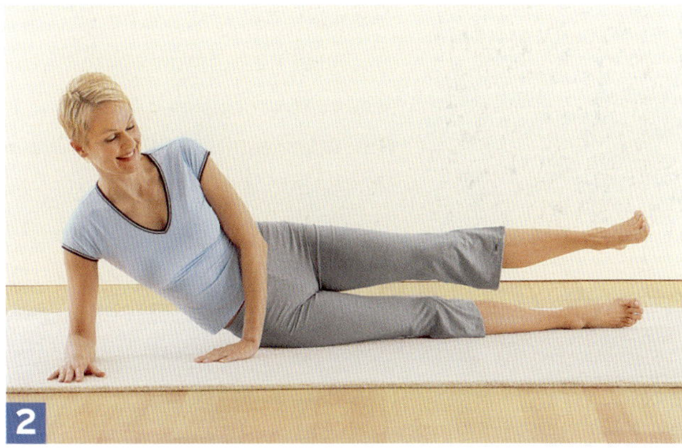

2

2 Mit dem Einatmen die Fußspitze an den Körper heranziehen und die Ferse weit wegstrecken. Gleichzeitig das linke Bein aus dem Hüftgelenk heraus nach vorn bewegen, parallel zum Boden.

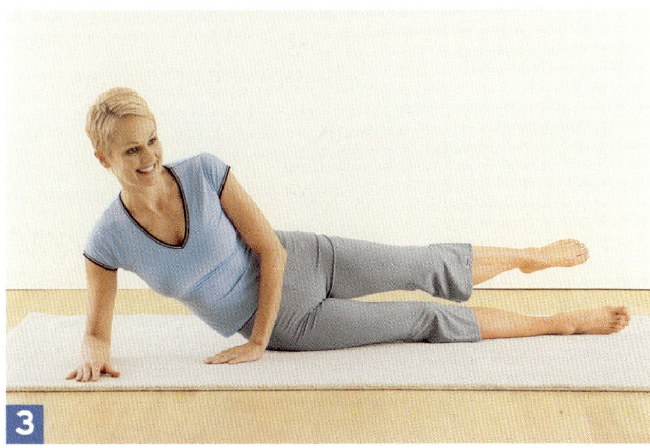

3

3 Wieder ausatmen, dabei die Fußspitze ausstrecken und gleichzeitig das Bein so weit nach hinten führen, wie Sie das Becken ruhig liegen lassen können. Dabei das ganze Bein lang ausstrecken.

Wiederholen Sie die Übung etwa 10-mal. Wechseln Sie anschließend die Seite.

! *Das sollten Sie beachten!*

Halten Sie während der gesamten Bewegungsdauer die muskuläre Verbindung zwischen den unteren Rippen und den Beckenknochen aufrecht. Also: Die Rippen zu den Beckenknochen nach unten schieben und in dieser Position halten.

Fliegender Adler - Flying Eagle

Das Langziehen der Wirbelsäule bei gleichzeitiger Aktivierung des Powerhouse in der Bauchlage bringt den gesamten Körper und damit auch die Gelenke in die optimale Position. Die Gelenke werden achsengerecht belastet. Die großen Armbewegungen mobilisieren die Schultergelenke.

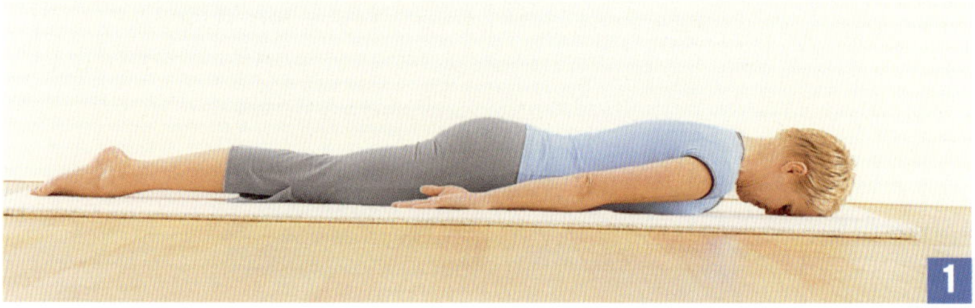

1

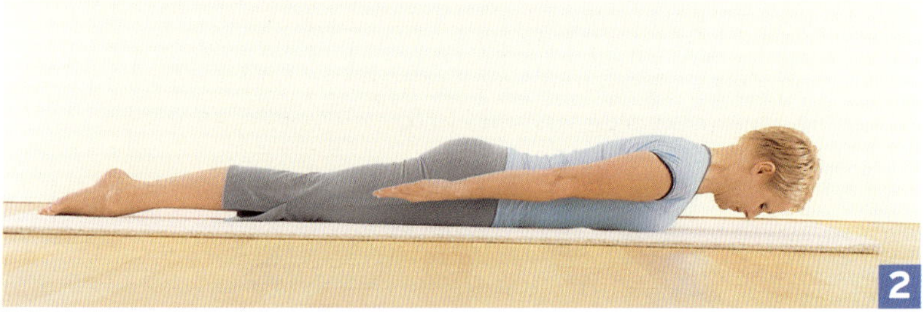

2

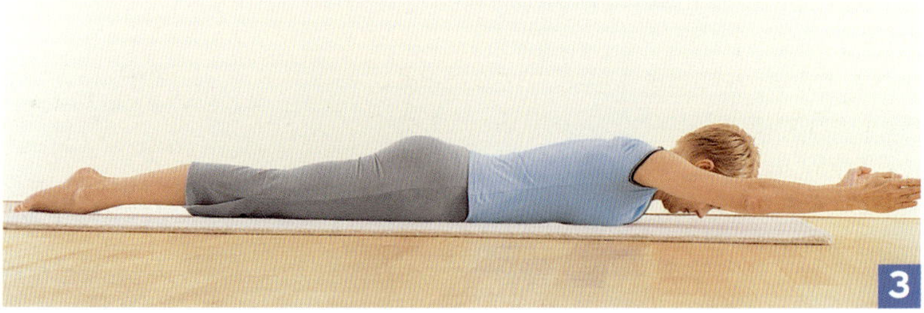

3

1 Legen Sie sich auf den Bauch mit der Stirn auf dem Boden. Die Arme liegen seitlich neben dem Körper. Die Fußspitzen sind ausgestreckt.

2 Mit dem Ausatmen bewegen Sie beide Sitzbeinhöcker aufeinander zu und ziehen gleichzeitig Ihren Bauchnabel nach innen. Sie lassen Ihre Schulterblätter nach unten in Richtung zum Becken gleiten und spüren, wie sich Ihre Wirbelsäule dadurch in die Länge zieht. Gleichzeitig heben Sie Ihren Oberkörper und die Arme wenige Zentimeter vom Boden ab. Dabei bleibt das Kinn vorn und der Nacken ganz lang.

3 Mit dem nächsten Ausatemzug führen Sie beide Arme flach über dem Boden in einem großen, langsamen Bogen über die Seite bis nach vorn. Mit dem Einatmen legen Sie beide Arme vorn gestreckt ab.

Mit dem Ausatmen bauen Sie Ihre Zentrierung wieder auf, bewegen die Schulterblätter nach unten und heben gleichzeitig noch den Oberkörper an.
Nun die Arme in einem großen, möglichst weiten Bogen über die Seiten zurück in die Ausgangsposition bewegen. Dort den ganzen Körper ablegen.
Wiederholen Sie die Bewegung insgesamt etwa 5- bis 10-mal.

! *Stellen Sie sich vor, ...*

... Sie breiten die Schwingen aus wie ein Adler, der majestätisch über die Berggipfel hinweggleitet.

Im Laufe der Zeit, wenn Sie etwas mehr Übung haben, können Sie versuchen, den Oberkörper länger oben zu halten und seltener abzulegen. Das fordert die Rückenmuskulatur intensiver und verleiht der Übung zusätzlich einen fließenderen Charakter.

! *Rückenschmerzen?*

Sie bekommen Rückenschmerzen? Dann legen Sie ein Handtuch unter Ihre Hüftknochen. Das entlastet den unteren Rücken und erleichtert die Übung. Jetzt klappt's bestimmt!

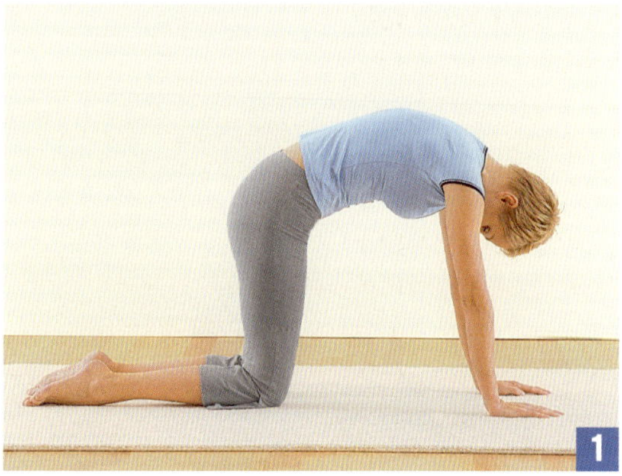
1

Die Katze

Zum Abschluss der Gelenkübungen mobilisieren Sie mit der »Katze« die Wirbelsäule. Die Übung wirkt Verspannungen entgegen, fördert die Durchblutung, entspannt und bringt frische Energie.

1 Gehen Sie in den Vierfüßlerstand, stellen Sie die Hände und beide Knie auf. Die Hände befinden sich genau unterhalb der Schultergelenke und die Knie direkt unterhalb der Hüftgelenke. Ziehen Sie Ihre Wirbelsäule in die Länge, indem Sie den Scheitel lang nach vorn ziehen und die Schulterblätter »in die Hosentaschen stecken«.

Bewegen Sie mit dem Ausatmen die Sitzbeinhöcker aufeinander zu. Dabei spüren Sie, dass der Bauchnabel automatisch nach innen bewegt wird und dass der untere Rücken sich rundet. Machen Sie auch den oberen Rücken ganz rund - und bewegen Sie Ihr Kinn zum Hals. Die Schulterblätter ziehen Sie von der Wirbelsäule weg nach außen.

Atmen Sie tief in die Seiten hinein ein. Mit dem nächsten Ausatmen gehen Sie Wirbel für Wirbel genauso langsam zurück, bis sich die Wirbelsäule wieder in der gestreckten Position befindet.
Wiederholen Sie diese Übung zum Abschluss der Gelenkübungen etwa 5-mal.

Das Programm für gesunde Gelenke

Wenn Sie sich die zehn auf den vorherigen Seiten vorgestellten Übungen genau angesehen und sie einzeln ausprobiert haben, können Sie

dazu übergehen, sie hintereinander durchzuführen und miteinander zu verbinden. Dann wird aus den einzelnen Übungen ein Programm, mit dem Sie Ihren Gelenken etwas Gutes tun.
Verbinden Sie die Übungen fließend miteinander. Atmen und Bewegen bilden eine Einheit.
Ruhen Sie sich zwischen den einzelnen Übungen einige Atemzüge lang aus und beginnen Sie dann mit dem folgenden Atemzug den Aufbau der nächsten Übung.
Wenn Sie das Programm (1 bis10) durchgeführt haben, sollten Sie sich erfrischt und optimal belastet fühlen. Sie stecken voller neuer Energie und haben das Gefühl, aufgerichtet und gelockert zu sein.

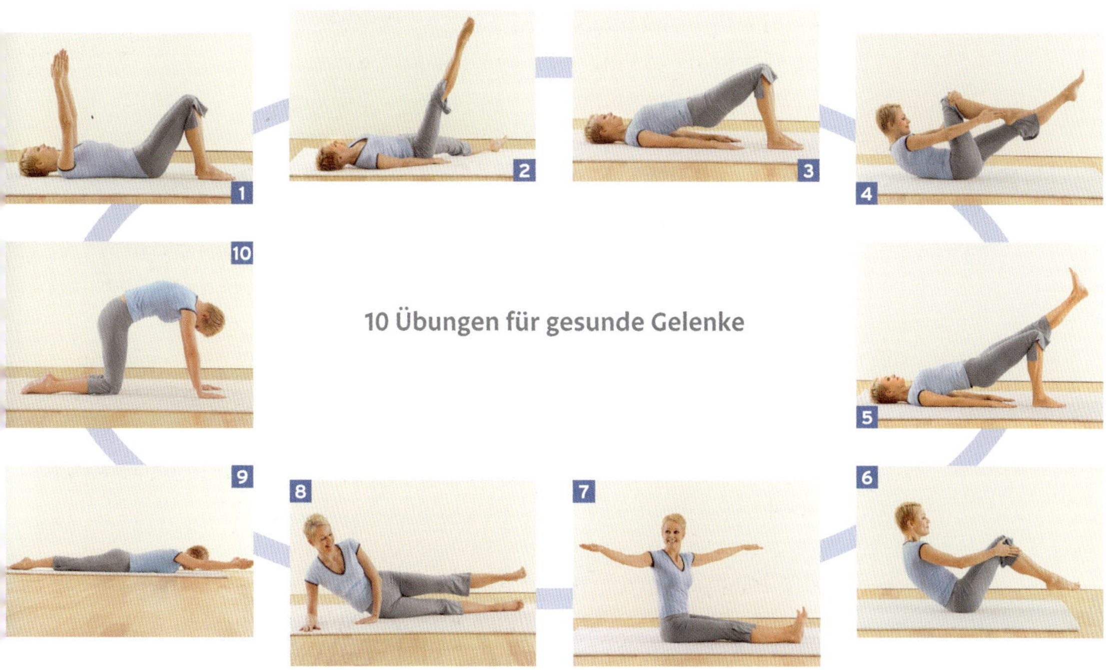

Die 10 Top-Übungen für stabile Knochen

Die Pilates-Übungen für stabile Knochen sind anstrengend und anspruchsvoll. Der natürliche altersbedingte Abbau von Knochensubstanz kann aufgehalten werden, wenn Muskeln effektiv gekräftigt und die Knochen dadurch belastet werden. Diese Impulse regen die Knochen an, stabiler zu werden.

Nähern Sie sich den Übungen mit Respekt. Probieren Sie sie vorsichtig aus. Sie sollten während des Trainings keine Schmerzen haben. Fangen Sie langsam an. Im Lauf der Zeit werden Ihnen die Übungen leichter fallen. Dann können Sie Ihr Pensum steigern und die Wiederholungszahl erhöhen.

Sie werden einige Übungsvarianten kennenlernen, bei denen Sie zusätzlich Gewichtsmanschetten einsetzen können. Diese Geräte sind in jedem Sportfachgeschäft erhältlich. Sie verstärken den Druck und den Zug, der während der Übungen auf die Knochen ausgeübt wird. Dadurch erhalten die knochenaufbauenden Zellen zusätzliche Impulse. Je nachdem, wie fit Sie sind, können Sie Gewichtsmanschetten anlegen, die zwischen 0,5 und 1,0 Kilogramm wiegen.

Die Hundert – The Hundred – die einfache Variante

Diese Übung kräftigt Bauch- und Beckenbodenmuskeln, bringt den Kreislauf in Schwung und aktiviert die Atmung.

Beginnen Sie mit dieser einfachen Variante. Gehen Sie erst zur schwierigeren Übung über, wenn Sie diese Version wirklich sicher beherrschen. Die gezeigten Varianten sind Modifikationen der Orginal-Übung.

! Stellen Sie sich vor, ...

... dass Sie während des Ausatmens 5-mal mit beiden Händen auf eine Wasserfläche klatschen, sodass es kräftig spritzt.

1 Legen Sie sich auf den Rücken, heben Sie die Füße an und halten Sie beide Knie senkrecht über den Hüften. Ziehen Sie mit dem Ausatmen die Sitzbeinhöcker aufeinander zu, bewegen Sie die unteren Rippen zum Becken und ziehen Sie den Bauchnabel nach innen und

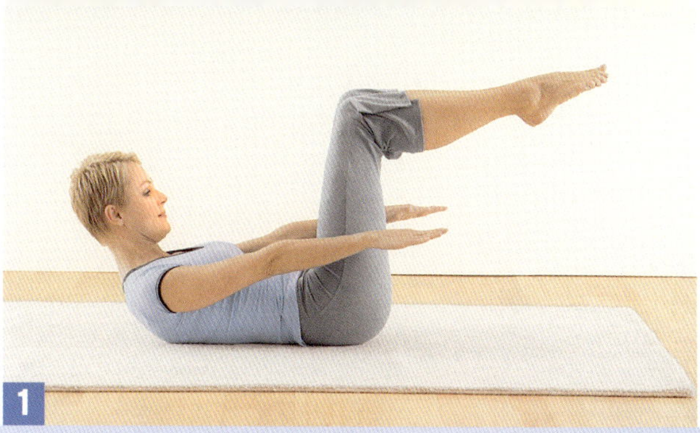

1

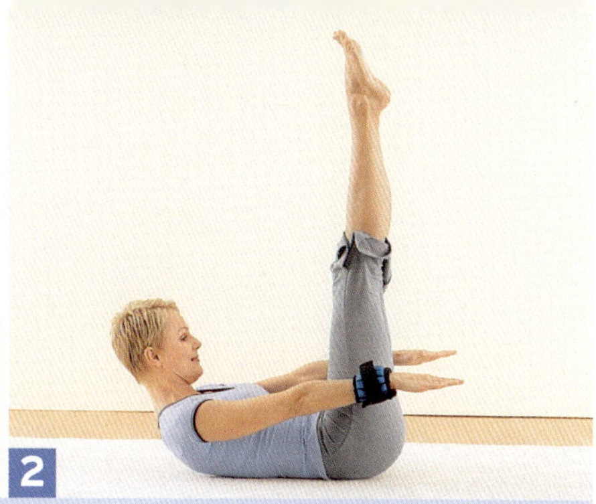

2

oben. Das Brustbein sinkt nach innen. Kopf und Schultern werden langsam vom Boden abgehoben, der untere Rand Ihrer Schulterblätter bleibt jedoch am Boden liegen. Die Arme befinden sich seitlich neben dem Körper, die Fingerspitzen zeigen nach unten.

> **! Übrigens ...**
>
> **Diese Übung heißt »die Hundert«, weil insgesamt 100 Atemzüge gemacht werden: 10 Wiederholungen mit jeweils 5 Einatem- und 5 Ausatemzügen. Anfänger können jeweils 3 Atemzüge einatmen und 3 Atemzüge ausatmen.**

Atmen Sie nun in kurzen Zügen 5-mal durch die Nase ein. Die Arme bewegen sich im Atemrhythmus mit: Sie werden 5-mal in kleinen, kurzen Bewegungen auf- und ab bewegt, dabei zeigen die Handflächen nach oben. Atmen Sie 5-mal stoßweise durch den Mund aus und bewegen Sie die Arme wieder im Atemrhythmus mit. Jetzt die Handflächen nach unten drehen und 5-mal stoßweise nach unten drücken.
Wiederholen Sie diese Übung etwa 10-mal.

Die Hundert – The Hundred – die schwierigere Variante

2 Legen Sie sich Gewichtsmanschetten um die Handgelenke. Führen Sie die Bewegung wie bei der einfachen Variante aus, nur strecken Sie mit dem Ausatmen beide Beine senkrecht nach oben.
5-mal Einatmen, dabei die Handflächen nach oben drehen und 5-mal »pumpen«.
Dann 5-mal stoßweise durch den Mund ausatmen. Stellen Sie sich vor, dass Ihr Bauch 5-mal nach innen federt. Die Arme schlagen dabei 5-mal »aufs Wasser«, die Handflächen zeigen nach unten. Blicken Sie während der Übung auf Ihre Knie.

> **TIPP**
>
> **Die Armbewegungen werden im Schultergelenk vollzogen. Der Rumpf bleibt stabil, der Körper wird dadurch nicht in Bewegung versetzt.**
> **Verspannt sich während der Übung Ihr Nacken? Dann lassen Sie den Kopf auf dem Boden liegen.**

Über Kreuz – Criss-Cross

Diese Übung kräftigt die schrägen Bauchmuskeln und trainiert das Zusammenspiel von Nervensystem und Muskeln.

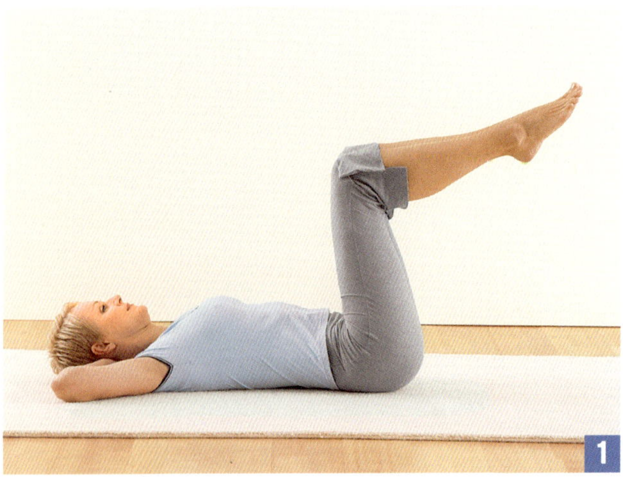

1

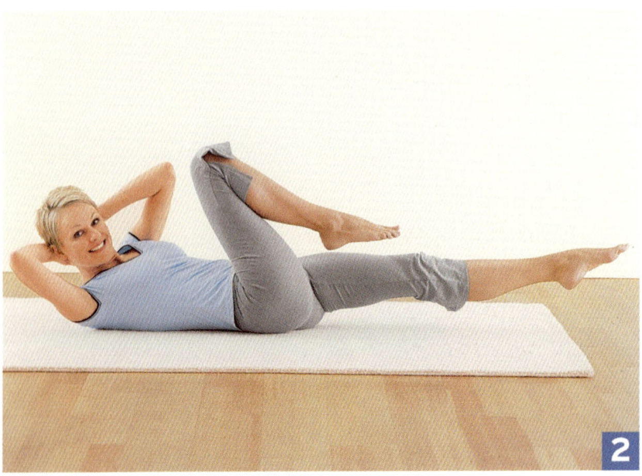

2

1 Legen Sie sich auf den Rücken, heben Sie beide Füße vom Boden und ziehen Sie Ihre Knie an den Bauch. Die Fingerspitzen berühren den Hinterkopf, die Ellbogen zeigen nach außen. Ziehen Sie Ihren Nacken in die Länge.

Mit dem nächsten Ausatmen bewegen Sie das Kinn nach vorn, lassen Sie das Brustbein nach innen sinken und heben Sie Kopf und Schultern vom Boden ab. Dann einatmen.

2 Mit dem Ausatmen den Bauchnabel nach innen und oben ziehen, das Powerhouse aktivieren, den Oberkörper nach rechts drehen, das rechte Knie an den Bauch heranziehen und den linken Ellbogen auf das rechte Knie zu bewegen. Das linke Bein lang austrecken. Die Ellbogen bleiben bei der Übung hinten und der obere Rücken ist gestreckt.

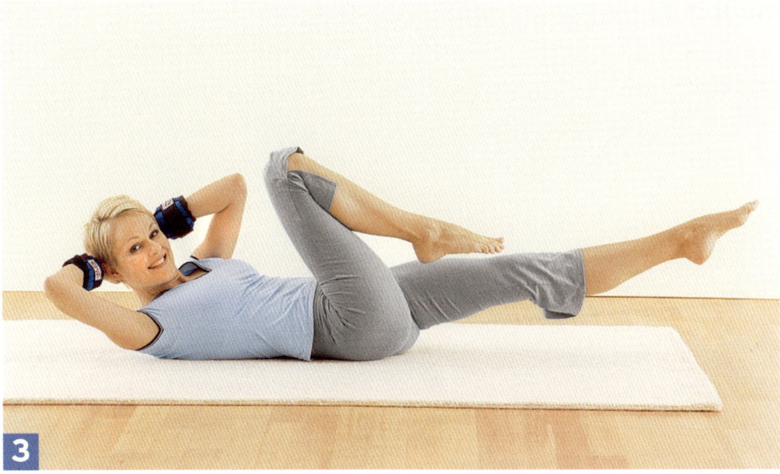

Mit dem Einatmen bewegen Sie den Oberkörper wieder zurück in die Mitte, halten ihn aber angehoben in der Luft.
Mit dem nächsten Ausatmen drehen Sie sich nach links und bringen den rechten Ellbogen zum linken Knie. Jetzt das rechte Bein lang ausstrecken.
Wiederholen Sie die Übung insgesamt bis zu 10-mal auf jeder Seite.
Je flacher Sie das gestreckte Bein über den Boden halten, umso anstrengender wird die Übung.

3 Sobald Sie die Übung sicher beherrschen, können Sie Gewichtsmanschetten um die Handgelenke legen, um die Belastung zu erhöhen. Noch schwieriger wird es, wenn Sie Gewichtsmanschetten an den Fußgelenken tragen. Beachten Sie jedoch, dass es dadurch deutlich anstrengender wird, die Zentrierung in der Körpermitte aufrechtzuerhalten. Deshalb sollten Sie das Bein nicht lang ausstrecken, sondern im 45-Grad-Winkel gebeugt halten.

Kleine Beinkreise – Side Leg Circles

Durch das Ausbalancieren des Körpers in der Seitlage kräftigt diese Übung die Bauch- und Rückenmuskeln. Die Beinbewegung trainiert zusätzlich die Hüft- und Beinmuskulatur, vor allem, wenn Sie zusätzlich die Gewichtsmanschetten einsetzen.

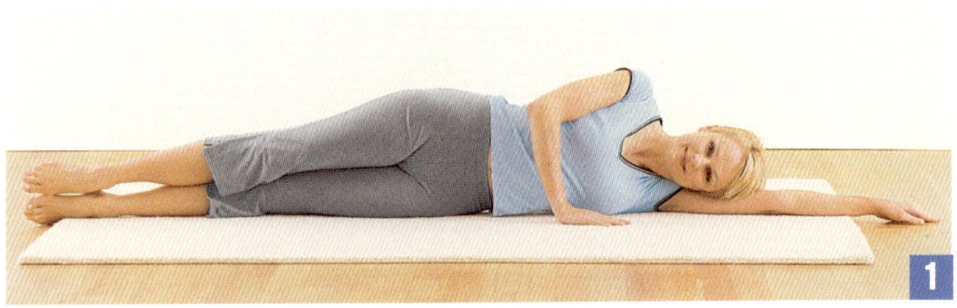

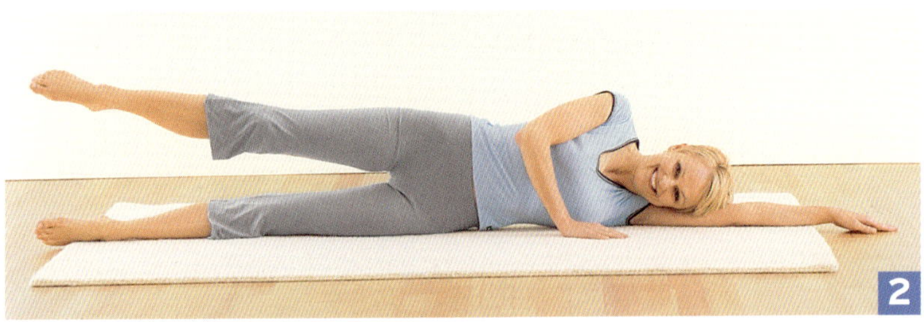

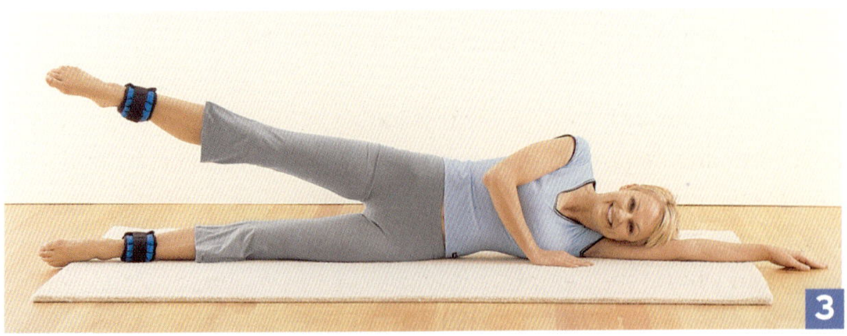

1 Legen Sie sich mit geschlossenen Beinen auf die linke Körperseite. Der Kopf ruht entspannt auf dem ausgestreckten Arm, die rechte Hand liegt vor dem Körper auf dem Boden.

2 Atmen Sie ein und ziehen Sie Ihre Wirbelsäule in die Länge. Atmen Sie aus und aktivieren Sie Ihr Powerhouse, indem Sie Ihren Bauchnabel nach innen und oben bewegen. Dadurch bildet sich zwischen der Taille und dem Boden ein Hohlraum, der während der gesamten Bewegung aufrechterhalten bleibt.
Heben Sie das obere rechte Bein aus der Kraft der Körpermitte heraus nach oben an - jedoch nur so weit, dass die Taille angehoben bleibt - und malen Sie mit dem Bein kleine Kreise. Die Position des Beckens verändert sich durch die Beinbewegung nicht.

Wiederholen Sie die Übung etwa 10-mal, jedoch nur so häufig, wie Sie die Taille angehoben halten können.
Wechseln Sie danach die Seite. Legen Sie sich auf die rechte Seite und kreisen Sie das linke Bein.

! *Das sollten Sie beachten!*

Der Körper befindet sich während der gesamten Übung in einer Linie. Die Leisten sind gestreckt. Den Po nicht nach hinten schieben. Die Beckenknochen befinden sich senkrecht übereinander.

Balancieren Sie Ihren Körper in dieser instabilen Position gut aus.

Strecken Sie die Wirbelsäule und ziehen Sie Ihre Schulterblätter tief.

Beinkreise mit Gewichtsmanschetten

3 Um die Muskeln intensiver zu stärken und das Knochenwachstum deutlicher anzuregen, können Sie die Gewichtsmanschetten um die Fußgelenke legen.
Probieren Sie es aus, ob Sie trotz des größeren Gewichts während der gesamten Übung die Zentrierung und die Taille vom Boden oben halten können.

Kleine Beinkreise im Unterarmstütz

Bei dieser modifizierten Pilates-Übung müssen Sie Ihr Körpergewicht gegen die Schwerkraft auf dem Unterarm und dem Unterschenkel halten. Dies erfordert Stützkraft und kräftigt die Bauch- und Rückenmuskeln. Außerdem regt die Übung die Knochen an, Substanz aufzubauen und stabiler zu werden.

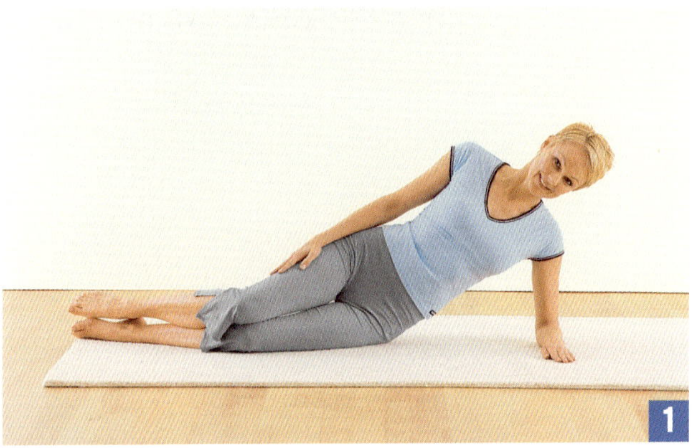

1 Legen Sie sich auf die linke Körperseite, stützen Sie sich auf den Unterarm, die Fingerspitzen zeigen nach vorn. Die Knie sind gebeugt. Die rechte Hand liegt auf dem rechten Oberschenkel.

Atmen Sie zur Vorbereitung ein und ziehen Sie Ihre Brustwirbelsäule in die Länge. Die Schulterblätter bewegen sich nach unten, weg von den Ohren.

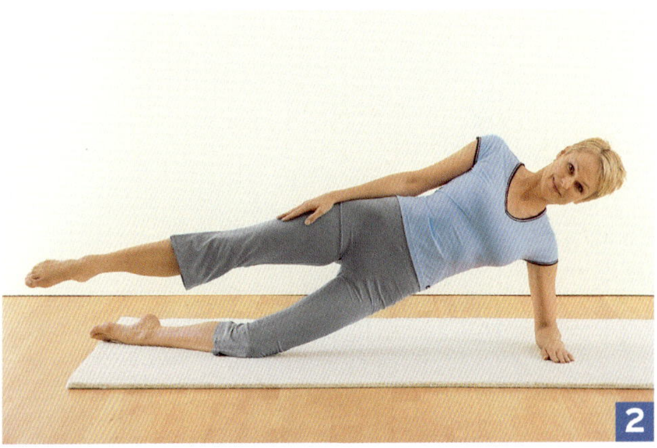

2 Mit dem Ausatmen ziehen Sie den Bauchnabel nach innen und oben, bewegen die Sitzbeinhöcker aufeinander zu und heben das Gesäß vom Boden ab. Das rechte Bein heben Sie nun ebenfalls an und strecken es in Verlängerung des Körpers lang aus. Stellen Sie sich vor, Sie wollten das Bein aus dem Hüftgelenk lösen.

Atem Sie ein und halten Sie den Körper im Unterarmstütz stabil. Mit der nächsten Ausatmung verstärken Sie noch einmal die Zentrierung, indem Sie den unteren Rippenbogen nach unten in Richtung zu den Beckenknochen ziehen. Gleichzeitig beginnt das angehobene rechte Bein damit, kleine Kreise auszuführen. Dabei bleibt das Becken ganz ruhig und bewegt sich nicht. Etwa 6 bis 10 Kreise malen. Wiederholen Sie die Übung anschließend auch auf der anderen Seite.

! Das sollten Sie beachten!

Ziehen Sie Ihre Schulterblätter in Richtung zu den Hüftknochen und weg von den Ohren. Das ist wichtig, damit die Nackenmuskeln nicht verspannen.

Der ganze Körper befindet sich während der Übung genau in einer Linie.

Beinkreise im Unterarmstütz mit Gewichtsmanschetten

3 Erst, wenn Sie die vorherige Version sicher beherrschen, können Sie versuchen, die Übung durch das Anlegen von Gewichtsmanschetten um die Fußgelenke schwieriger und herausfordernder zu machen.

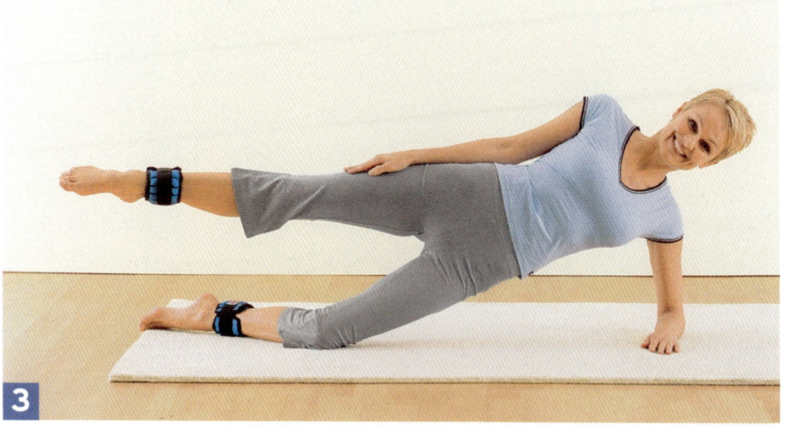

3

! Das sollten Sie beachten!

Ihr Bauchnabel bleibt während der gesamten Übungsdauer nach innen eingezogen. Stellen Sie sich vor, dass unter Ihrem Bauchnabel eine kleine, aber wunderschöne Blume wächst. Diese Blume darf durch das Ablegen des Bauchs auf dem Boden nicht zerdrückt werden.

Achten Sie darauf, dass die Schulterblätter unten bleiben und nicht zu den Ohren nach oben gezogen werden.

Strecken Sie Ihre Arme und Beine aus der Kraft der Körpermitte heraus. Die Paddelbewegungen sind weich und fließend, nicht ruckartig und abgehackt.

Schwimmen - Swimming

Diese Übung kräftigt die gesamte Körperrückseite. Vor allem die Rückenmuskeln werden trainiert.

1 Legen Sie sich auf den Bauch und strecken Sie Ihre Arme lang nach vorn aus.

2 Atmen Sie aus, ziehen Sie Ihren Bauchnabel nach innen und die Schulterblätter nach unten. Machen Sie die Wirbelsäule ganz lang.
Ziehen Sie Arme und Beine zunächst in die Länge und heben Sie sie dann einige Zentimeter vom Boden ab. Der Nacken bleibt lang, der Blick ist auf den Boden gerichtet. Der Bauchnabel bleibt während der gesamten Übung nach innen eingezogen.

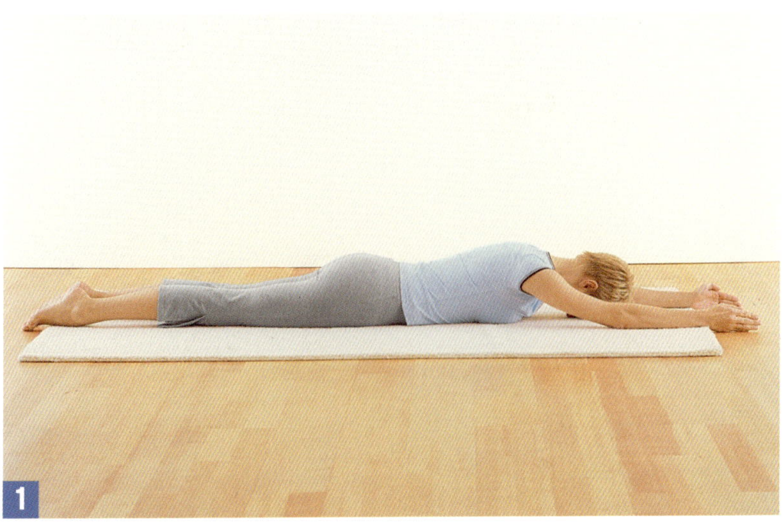

1

3 Atmen Sie fließend weiter und heben Sie nun Arme und Beine wechselseitig auf und ab – wie beim Paddeln.
Wiederholen Sie diese schnellen, kleinen Bewegungen einige Atemzüge lang.
Legen Sie den Körper ab und wiederholen Sie Übung 2- bis 3-mal.

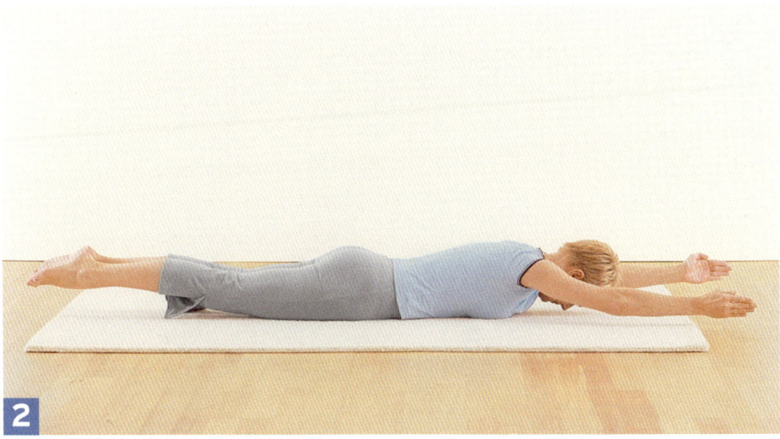

2

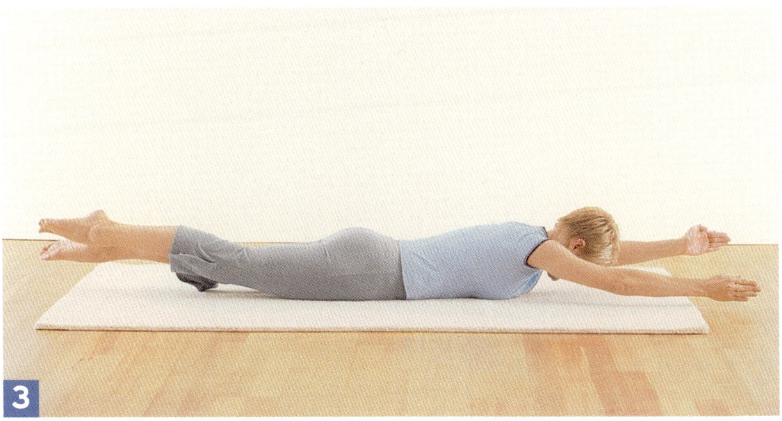

3

Den Körper verschieben

Bei dieser Übung tragen Sie Ihr gesamtes Körpergewicht auf den Händen und den Füßen. Sie halten es gegen die Schwerkraft in einer stabilen Position. Dabei wird der ganze Körper effektiv trainiert, die Muskeln aktiviert und die Knochen stabilisiert.

1 Gehen Sie in den Liegestütz, stellen Sie die Fußspitzen und beide Hände - mit den Fingerspitzen nach vorn - auf. Die Schultern befinden sich senkrecht über den Handgelenken. Der ganze Körper bildet eine Linie. Den Po nicht nach oben strecken und den Bauch nicht nach unten hängen lassen.

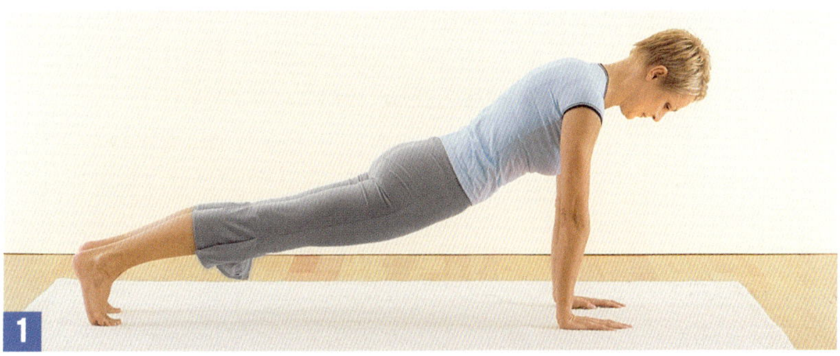
1

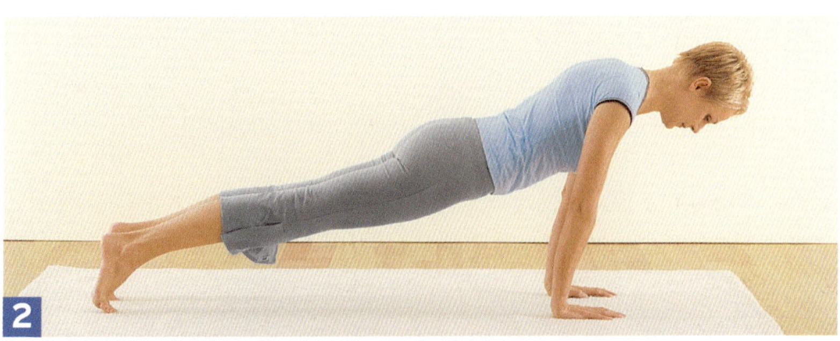
2

Atmen Sie aus, lassen Sie Ihre Schulterblätter an der Wirbelsäule entlang nach unten gleiten und bewegen Sie die unteren Rippenbögen in Richtung zum Becken.

2 Atmen Sie ein und schieben Sie Ihren Körper in seiner ganzen Länge nach vorn, sodass das Gewicht auf die Hände verlagert wird. Die Schultern befinden sich jetzt vor den Handgelenken.

Mit dem Ausatmen schieben Sie den Körper wieder zurück, sodass das Gewicht auf den Füßen ruht.

Wiederholen Sie die Übung so oft, wie Sie es schaffen, ohne dass Sie sich überlastet fühlen, etwa 6- bis 8-mal.

Den Körper im Unterarmstütz verschieben

Falls die Übung aus der Liegestützposition heraus anfangs noch zu schwierig für Sie ist, beginnen Sie damit, sie im Unterarmstütz durchzuführen.

Legen Sie dazu beide Unterarme etwa in Schulterbreite auf den Boden auf - Fingerspitzen zeigen nach vorn - und stellen Sie die Fußspitzen auf. Aktivieren Sie das Powerhouse, indem Sie den Bauchnabel nach innen und oben ziehen und den unteren Rippenbogen zu den Hüftknochen bewegen. Die Schulterblätter gleiten die Wirbelsäule entlang nach unten und der Nacken wird lang.

Atmen Sie ein und schieben Sie den Körper nach vorn.
Atmen Sie aus und verlagern Sie Ihr Körpergewicht nach hinten auf die Fußspitzen. Nacken und Schultern bleiben bei der Übung möglichst entspannt.

! Stellen Sie sich vor, ...

... Ihre Schulterblätter fließen in die Hosentaschen und die Sitzbeinhöcker zeigen zur hinten liegenden Wand. Das Becken ist stabil, sodass Sie auf Ihrem Kreuzbein ein Glas abstellen könnten, das nicht hinunter fällt. Der obere Rücken bleibt genauso stabil und kippt durch das Anheben des Arms nicht zur Seite. Den Nacken lang ausstrecken und die Schultern von den Ohren weg nach unten schieben.

Die Kraft-Katze

Diese Übung kräftigt die Rückenmuskeln und stabilisiert die Wirbelsäule sowie die Schulter- und Hüftgelenke.Sie können für die Übung Gewichtsmanschetten um Fuß- und Handgelenke legen, so wird sie noch effektiver.

1 Gehen Sie in den Vierfüßlerstand. Stellen Sie also beide Hände und Knie auf den Boden auf. Die Handgelenke befinden sich direkt senkrecht unter den Schultern und die Knie senkrecht unter den Hüftgelenken. Die Finger sind leicht gespreizt und etwas nach innen gedreht.

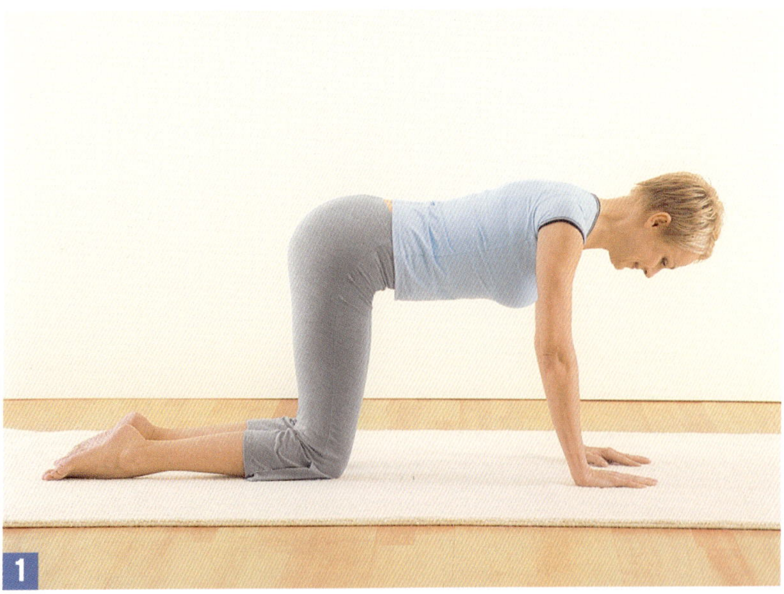

1

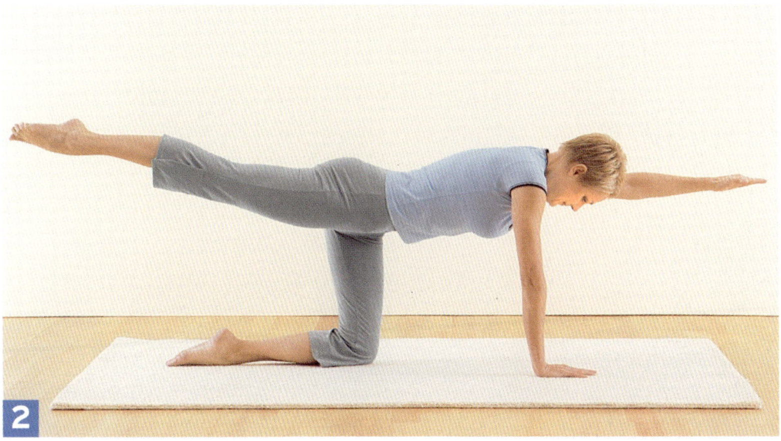

2

2 Atmen Sie zur Vorbereitung ein und ziehen Sie dabei Ihre Wirbelsäule in die Länge.
Atmen Sie aus, ziehen Sie den Bauchnabel zur Wirbelsäule und bringen Sie Ihr Becken in die richtige Position. Verbinden Sie die unteren Rippenbögen mit den Beckenknochen und heben Sie gleichzeitig das rechte Bein und den linken Arm langsam an. Das linke Bein und den rechten Arm dabei fest mit dem Boden verankern und ein kleines Stück aufeinander zu bewegen.

Atmen Sie ein und führen Sie Arm und Bein genauso langsam zurück in die Ausgangsposition. Atmen Sie wieder aus, aktivieren Sie Ihr Powerhouse und heben Sie nun das linke Bein und den rechten Arm langsam an.
Wiederholen Sie die Übung etwa 5-mal auf jeder Seite.

TIPP

**Probieren Sie diese Übung zuerst ohne Zusatzgewichte aus. Wenn Sie sie sicher beherrschen und die Bewegung Ihnen leicht fällt, können Sie zusätzlich Gewichtsmanschetten anlegen.
Dafür zunächst Bein und Arm mit Manschetten einzeln und nacheinander anheben. Erst danach gleichzeitig Arm und Bein mit den Zusatzgewichten bewegen.**

Das Brett – Leg Pull Front

Diese Übung kräftigt die Muskeln des ganzen Körpers. Die Wirbelsäule wird stabilisiert. Durch das Halten des Körpergewichts gegen die Schwerkraft wird zusätzlich das Knochenwachstum verstärkt angeregt.

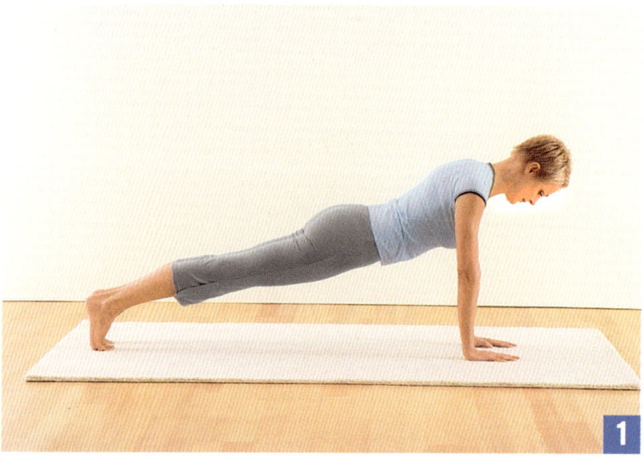

1

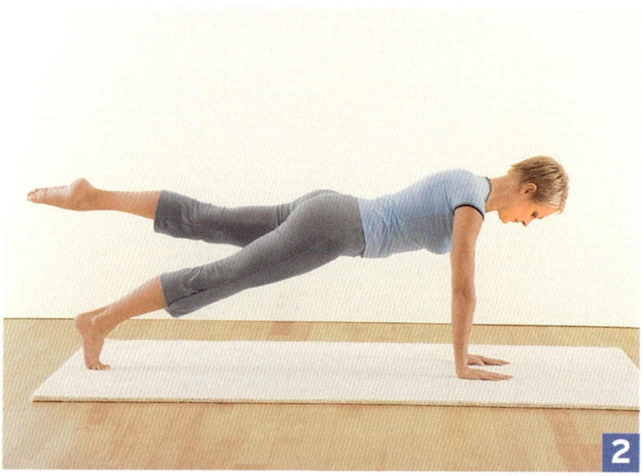

2

1 Gehen Sie in die Liegestützposition. Setzen Sie die Hände direkt unterhalb der Schultergelenke auf, die Fingerspitzen zeigen nach vorn.
Der Körper ist gerade und stabil – wie ein Brett in einer schiefen Ebene. Wenn Sie eine Murmel auf Ihren Hinterkopf legen würden, würde sie diese schiefe Ebene entlang langsam abwärts rollen, vom Hinterkopf über die Brustwirbelsäule, die Lendenwirbelsäule und das Gesäß bis zu den Beinen.

2 Atmen Sie aus, ziehen Sie den Bauchnabel nach innen und oben und verlängern Sie die Wirbelsäule. Strecken Sie das linke Bein lang aus und heben Sie es an. Dabei ist die Fußspitze gestreckt.

Atmen Sie nun ein und stellen Sie den linken Fuß wieder auf.
Atmen Sie aus.

Nun ziehen Sie das rechte Bein erst in die Länge und heben es dann aus der Kraft der Körpermitte heraus etwas nach oben an und strecken die Fußspitze. Wiederholen Sie die Übung so oft, wie sie Ihnen guttut und Sie keine Probleme oder Schmerzen bekommen, etwa 3-mal auf jeder Seite.

! *Das sollten Sie beachten!*

Der Körper bleibt während der gesamten Übung stabil wie ein Brett, vor allem auch, wenn Sie das Bein nach hinten anheben.

Das Brett - die einfache Variante

Die Übung »Das Brett« ist schwierig und fordert Sie garantiert heraus. Falls Sie das Gefühl haben, die Übung ist für Sie - zumindest für den Anfang - noch zu schwierig, dann beginnen Sie mit dieser einfachen Variante.

Gehen Sie in den Unterarmstütz, legen Sie beide Unterarme auf den Boden und stellen Sie die Fußspitzen auf. Der Körper befindet sich in einer Linie.

3 Atmen Sie aus, aktivieren Sie Ihr Powerhouse und ziehen Sie Ihre Schulterblätter nach unten und den Scheitel lang nach vorn. Gleichzeitig strecken Sie das linke Bein und heben es mit gestreckter Fußspitze etwas an.

Atmen Sie wieder ein und stellen Sie dabei die Fußspitze wieder auf den Boden auf.
Wiederholen Sie die Übung auf jeder Seite - wenn möglich - etwa 3-mal.

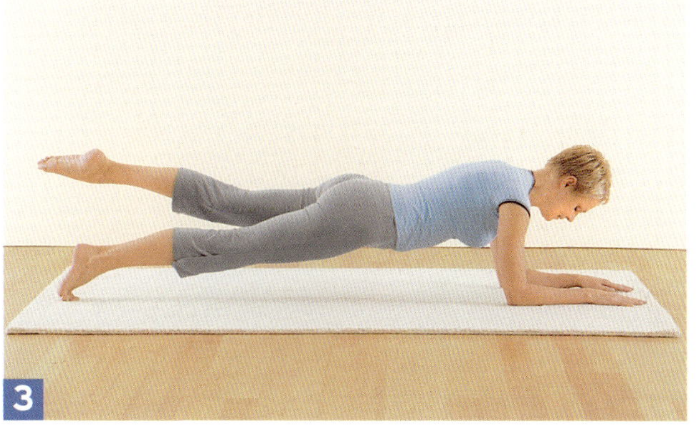

3

TIPP

Wenn der Nacken schmerzt, sollten Sie die Übung beenden.

Bauchübung mit Armkreisen

Diese Übung kräftigt die Bauchmuskeln und stabilisiert die Wirbelsäule. Gleichzeitig werden die Brustmuskeln gedehnt und die Schultergelenke mobilisiert.

1 Legen Sie sich auf den Rücken, heben Sie beide Füße vom Boden ab und ziehen Sie die Knie nach oben. Beide Knie befinden sich senkrecht über den Hüftgelenken. Der Kopf und die Arme liegen entspannt auf dem Boden. Atmen Sie zur Vorbereitung ein.

2 Mit dem Ausatmen ziehen Sie den Bauchnabel nach innen und oben. Heben Sie den Kopf und die Schultern an. Gleichzeitig werden die Arme lang nach unten ausgestreckt und einige Zentimeter vom Boden abgehoben.

3 Mit dem nächsten Einatmen beginnen Sie, mit den Armen jeweils einen großen Kreis zu malen. Bewegen Sie beide Arme mit dem Einatmen nach hinten und unten und öffnen Sie sie über die Seiten. Mit dem Ausatmen führen Sie die Arme über unten zurück vor den Körper. Ziehen Sie Ihre Rippen nach unten in Richtung Boden.
Wiederholen Sie die kreisende Bewegung so lange, wie Sie die Zentrierung sicher halten können, etwa 6- bis 10-mal.

Dann legen Sie mit dem Ausatmen die Schultern und den Kopf wieder langsam zurück auf den Boden, stellen die Füße nacheinander auf und legen die Arme neben dem Körper ab.

Das sollten Sie beachten!

Der Oberkörper bleibt während der gesamten Übungsdauer angehoben, der Bauchnabel wird durchgängig nach innen eingezogen.

Vor allem, wenn die Arme nach hinten ausgestreckt und geöffnet werden, besteht die Gefahr, dass Sie das Powerhouse nicht halten können und ins Hohlkreuz fallen. Achten Sie darauf, dass das nicht passiert. Wiederholen Sie die Übung lieber weniger häufig, führen Sie sie aber sehr konzentriert und mit optimaler Zentrierung durch.

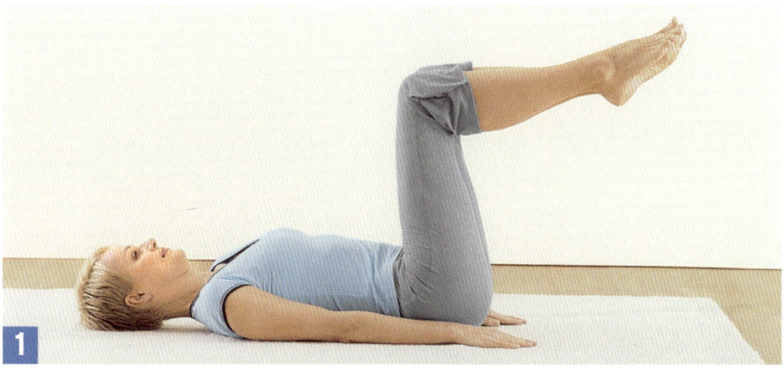
1

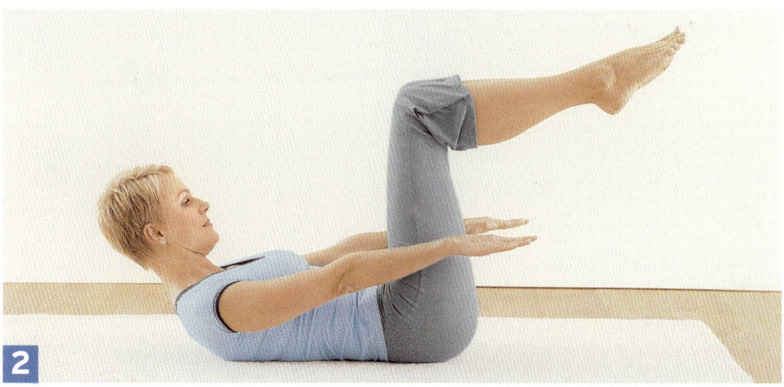
2

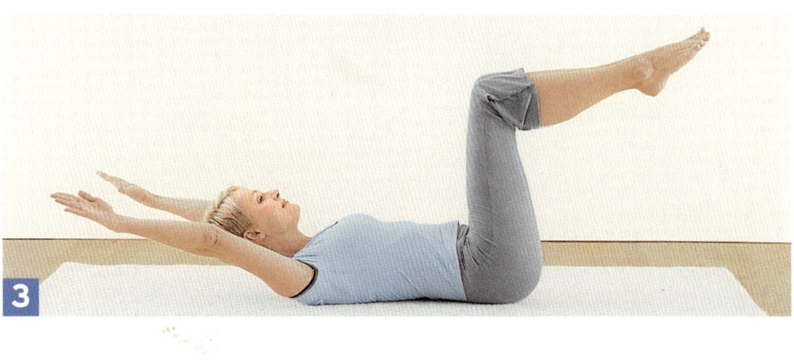
3

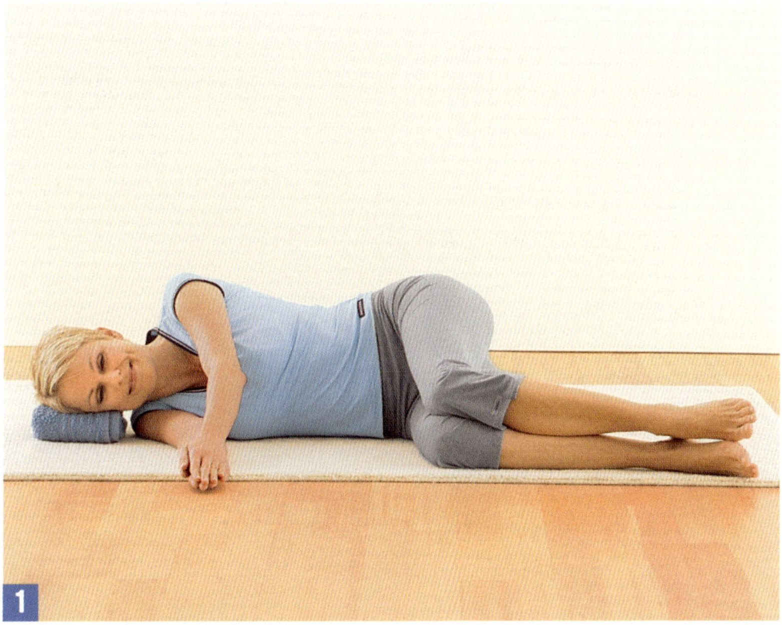

1

Der Herzöffner

Der »Herzöffner« dehnt die Brustmuskeln und mobilisiert die Wirbelsäule sowie die Schultergelenke. Mit dieser Übung können Sie zum Abschluss des anstrengenden und herausfordernden Aufbauprogramms für Ihre Knochen zur Ruhe kommen, sich entspannen und die Weite des Brustkorbs genießen.

1 Legen Sie sich entspannt auf die rechte Körperseite. Die Knie liegen aufeinander, die Arme befinden sich ausgestreckt vor dem Körper, die Handflächen ruhen aufeinander. Zwischen Rücken und Oberschenkel bildet sich ein 90-Grad-Winkel, ebenso zwischen den Oberschenkeln und den Unterschenkeln.

2 Atmen Sie aus, aktivieren Sie Ihr Powerhouse und ziehen Sie den oberen linken Arm in die Länge. Heben Sie den Arm an und führen Sie ihn in einem großen Bogen nach oben und dann weiter bis nach hinten. Der Kopf folgt der Armbewegung, die Knie bleiben jedoch geschlossen liegen.
Öffnen Sie den Arm so weit, dass Sie die Dehnung im Brust- und Schulterbereich deutlich spüren.
Verharren Sie einige Atemzüge lang in dieser Position und führen Sie den Arm dann langsam wieder in die Ausgangspostion zurück.

Wiederholen Sie die Übung 2-mal und wechseln Sie dann die Seite.

! *Unbequem für Kopf und Nacken?*

Liegen Sie unbequem? Können Sie Nacken und Hals in dieser Position nicht entspannen? Dann legen Sie ein Handtuch oder ein kleines Kissen unter Ihren Kopf. Damit klappt's bestimmt besser!

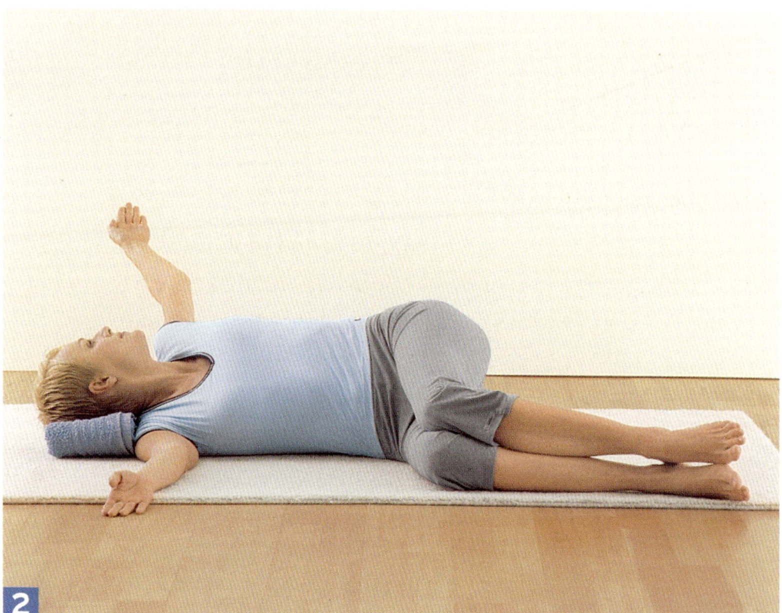
2

Das Programm für stabile Knochen

Sie sollten die zehn auf den vorhergehenden Seiten vorgestellten Übungen zunächst einmal ansehen und einzeln ausprobieren. Danach können Sie damit beginnen, sie hintereinander durchzuführen und miteinander zu verbinden. Das Programm stärkt Ihre Muskeln und festigt die Knochen.
Es ist wichtig, dass Sie mit der Zeit lernen, die Übungen fließend miteinander zu verbinden. Dabei spielt auch die Atmung eine große Rolle. Wenn eine Übung Sie sehr angestrengt hat, ruhen Sie sich ein paar Atemzüge lang aus und beginnen Sie erst mit der nächsten Übung, sobald Sie sich wieder frisch und ausgeruht fühlen. Viel Spaß beim Üben!

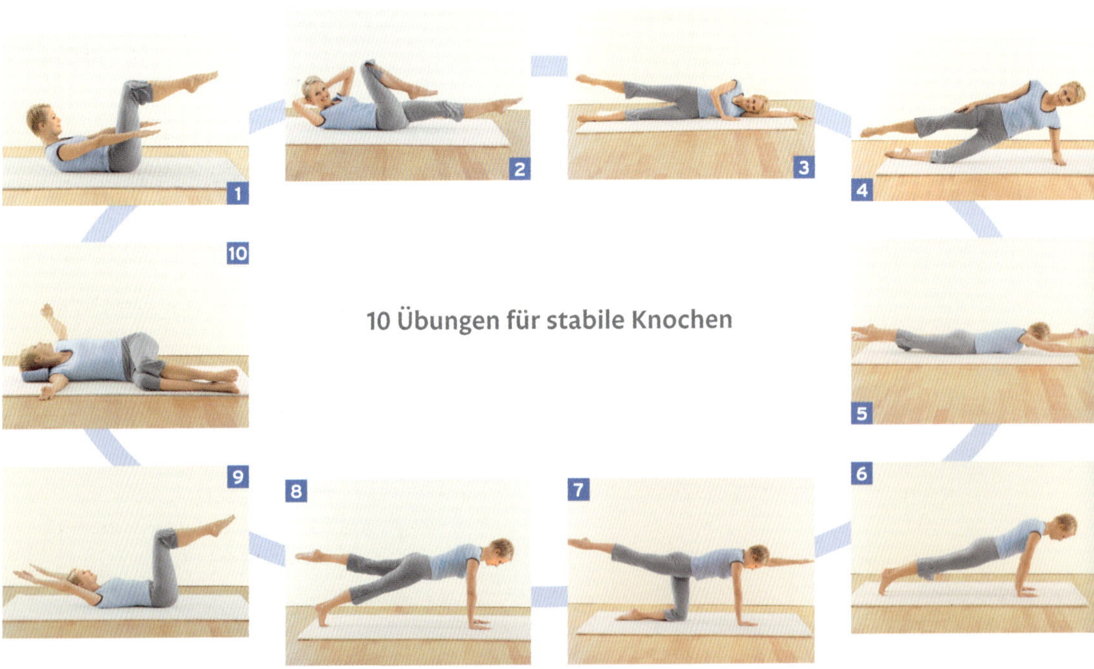

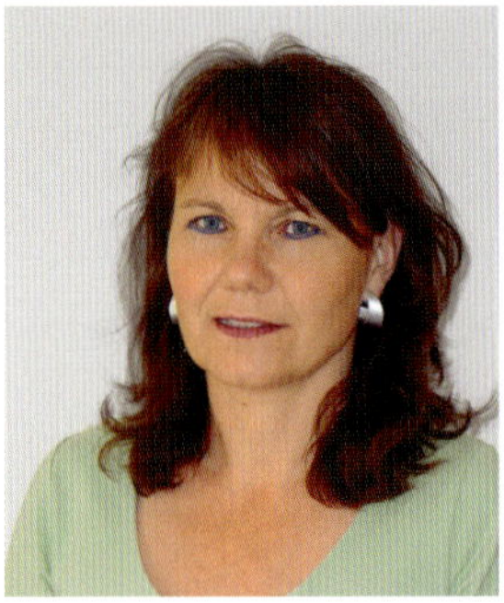

Die Autorin

Petra Regelin ist Diplom-Sportwissenschaftlerin und Journalistin. Sie arbeitet hauptberuflich als Referentin für Freizeit- und Gesundheitssport des Deutschen Turner-Bundes. Sie konzipiert und leitet Ausbildungen und Fortbildungen in den Bereichen Fitness und Gesundheitssport und berät Vereine und Verbände bei der Umsetzung neuer Entwicklungen und Inhalte. Sie gibt seit Jahren Pilates-Kurse. Außerdem schreibt sie als freie Journalistin und Autorin für Zeitschriften, Magazine, Verlage und Verbände.

Danksagung

Herzlich bedanken möchte ich mich bei meiner Kollegin Ulla Häfelinger für ihre Tipps und das Gegenlesen meines Manuskripts.
Besten Dank auch der Firma Rölke, die uns freundlicherweise Gewichtsmanschetten zur Verfügung gestellt hat.

Literaturtipps

Bloss, H./Bloss, C./Wolff, Ch.: Gesund mit Pilates. Droemer/Knaur 2006
Brechtefeld, B./Weiler, U.: Bodymotion. Pilates in Perfektion. Haug Verlag 2005
Delavier, F.: Muskel Guide - speziell für Frauen. BLV 2003
Gärtner, D.: Die Knochen-Fibel. Zuckschwerdt Verlag 2004
Korte, A./Marckgott, B.: Pilates-Box. 40 Übungskarten, Begleitbuch mit Übungsprogrammen. Gräfe und Unzer 2005
Mommert-Jauch, P./Regelin, P.: Nordic Walking-Programme für Frauen. BLV 2005
Moriabadi, U.: Pilates. Das Übungsbuch. BLV 2005
Paul, G./Schuba, V.: Aktiv kontra Osteoporose. Meyer & Meyer Verlag 1998
Regelin, P./Mommert-Jauch, P.: Nordic Walking - aber richtig. BLV 2005
Regelin, P./Mommert-Jauch, P.: Nordic Walking statt Diät. BLV 2006
Slomka, G./Regelin, P.: Stretching - aber richtig. BLV 2005

Bibliographische Information der Deutschen Bibliothek

Die Deutsche Bibliothek verzeichnet diese Publikation in der Deutschen Nationalbibliographie; detaillierte bibliographische Daten sind im Internet über http://dnb.ddb.de abrufbar.

BLV Buchverlag GmbH & Co. KG
80797 München

Bildnachweis
Alle Fotos Ulli Seer, außer:
S. 13, 16 Michael Reusse

Grafiken: Jörg Mair

Umschlaggestaltung: Sabine Fuchs, fuchs_design, Ottobrunn
Umschlagfotos:
Vorderseite: jump/Martina Sandkühler
Rückseite: Ulli Seer

Lektorat: Manuela Stern, Dr. Christiane Lentz
Herstellung: Angelika Tröger
Layoutkonzept Innenteil: Sabine Fuchs, fuchs_design, Ottobrunn
Layout und Satz: Uhl + Massopust GmbH, Aalen

Gedruckt auf chlorfrei gebleichtem Papier

Printed in Italy
ISBN 978-3-8354-0180-8

Hinweis
Das vorliegende Buch wurde sorgfältig erarbeitet. Dennoch erfolgen alle Angaben ohne Gewähr. Weder Autorin noch Verlag können für eventuelle Nachteile oder Schäden, die aus den im Buch vorgestellten Informationen resultieren, eine Haftung übernehmen.

Eine kleine Auswahl aus unserem grossen Programm

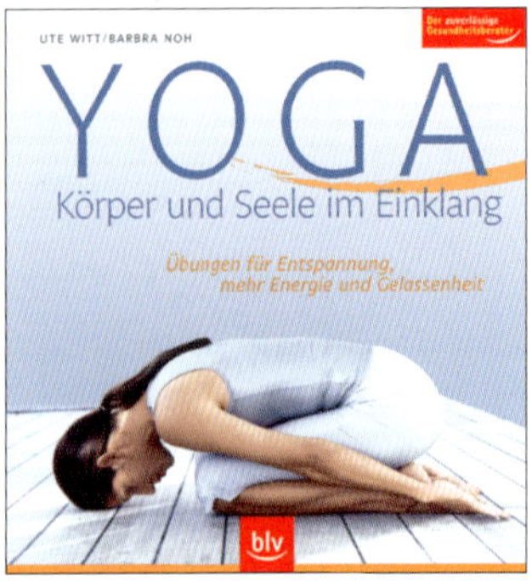

Ute Witt/Barbra Noh
Yoga – Körper und Seele im Einklang
Das einzigartig schöne Yoga-Buch, das die Lebensqualität steigert: rund 100 Asanas (Körperhaltungen) und spezielle Atemtechniken – mit vier Übungsserien zur Zusammenstellung eines persönlichen Wohlfühlprogramms.
ISBN 978-3-8354-0119-8

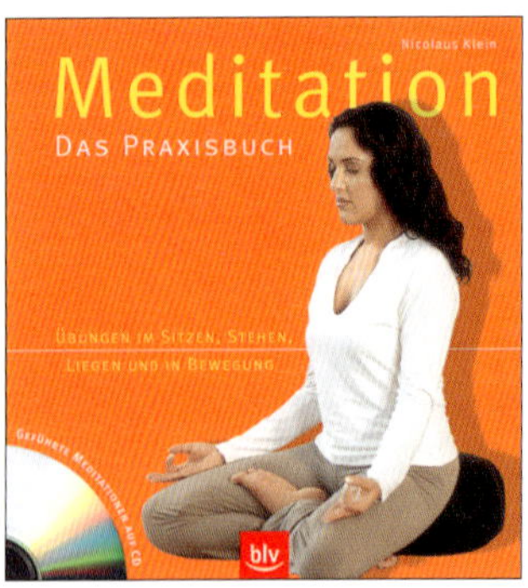

Jerry Goldberg
Autogenes Training
Entspannt und ausgeglichen, selbstbewusst und stark, klar und konzentriert, glücklich und zufrieden: der Grundkurs für Ruhe und innere Kraft in nur 4 Wochen; mit geführten Übungen auf CD.
ISBN 978-3-8354-0046-7

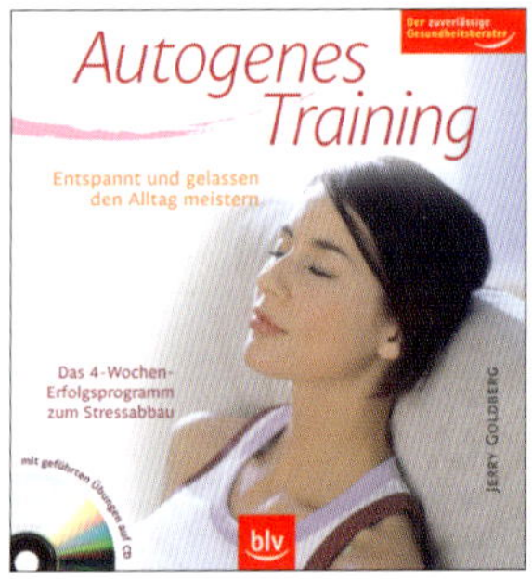

Nicolaus Klein
Meditation – Das Praxisbuch
Grundlagen und Wirkung auf Körper, Geist, Psyche und Gesundheit; Meditation im Sitzen, Stehen, Liegen und in Bewegung; mit CD zum Üben: 4 geführte Meditationen.
ISBN 978-3-405-16934-3

Anja Schwarz/Aljoscha Schwarz
Muskelentspannung nach Jacobson
Einfach, wirksam, schnell erlernbar – eine der bewährtesten Methoden zur Stressbewältigung: Tiefenentspannung für Körper und Seele durch das gezielte Anspannen und Entspannen einzelner Muskeln. Mit geführten Übungen auf CD.
ISBN 978-3-8354-0136-5

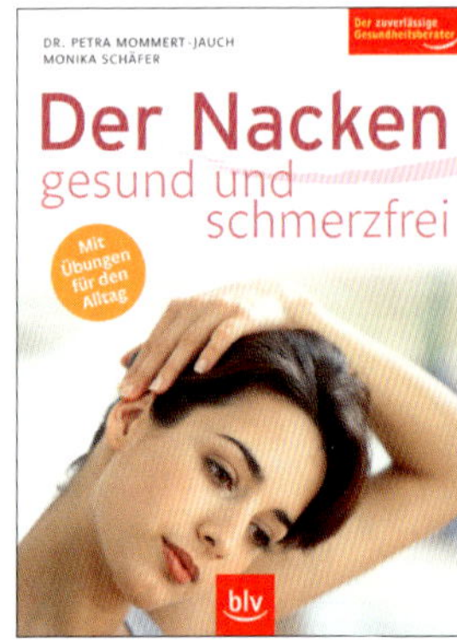

Dr. Petra Mommert-Jauch/ Monika Schäfer
Der Nacken – gesund und schmerzfrei
Alles, was man wissen muss – gut strukturiert, leicht verständlich, bestens aufbereitet: Ursachen von Nackenproblemen, Körperwahrnehmung, Bewegungsmuster im Alltag; Muskulatur entspannen, mobilisieren, dehnen und kräftigen.
ISBN 978-3-8354-0092-4

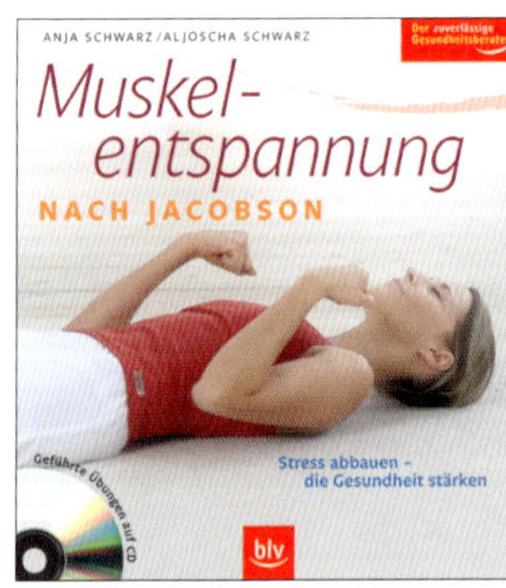

Die zuverlässigen Berater

BLV Bücher bieten mehr:

- mehr Wissen
- mehr Erfahrung
- mehr Innovation
- mehr Praxisnutzen
- mehr Qualität

Denn 60 Jahre Ratgeberkompetenz sind nicht zu schlagen!

Dass Sie sich gut beraten fühlen – das ist unser Ziel. Falls Sie Fragen und/oder Anregungen haben, schreiben Sie uns bitte:

BLV Buchverlag GmbH & Co. KG
Lektorat · Lothstraße 19
80797 München
Postfach 40 02 20
80702 München
Telefon 089/12 02 12 - 0 · Fax -121
E-mail: blv.verlag@blv.de

Unser Buchprogramm umfasst über 750 Titel zu den Themen **Garten · Natur · Heimtiere · Jagd · Angeln · Sport · Golf · Reiten · Alpinismus · Fitness · Gesundheit · Kochen.** Ausführliche Informationen erhalten Sie unter **www.blv.de**

blv

MEHR ERLESEN!